Tinnitus, vom Tyrannen zum Freund

Wie man das Pfeifen in den Ohren loslässt

Julian Cowan Hill

Originaltitel: Tinntius From Tyrant to Friend: How to let go of the ringing in your ears

2. Auflage 2010

© by Julian Cowan Hill

Alle Rechte vorbehalten

Kein Teil dieses Buches darf ohne Erlaubnis des Autors nachgedruckt oder in irgendeiner Form verwendet werden, weder elektronisch noch physisch.

Andere Bücher von Julian Cowan Hill

Eine positive Tinnitus-Geschichte: Wie ich Tinnitus auf natürlichem Weg loswurde

Publiziert von Kindle 2015

Danksagungen

Ich danke allen Menschen mit Tinnitus, mit denen ich zusammenarbeiten durfte als konstante Herausforderung und Quelle der Inspiration. Ihr habt mir beigebracht, was hilfreich und was nicht hilfreich war, um den Tinnitus loszuwerden. Jetzt kann ich diese Erfahrung mit anderen teilen.

Ich möchte der Craniosacral-Therapie und der Core-Process-Psychotherapie-Gemeinschaft von Grossbritannien dafür danken, dass sie mir beigebracht haben, wie ich mich auf einer tiefen Ebene wohlfühlen und loslassen kann. Es ist eure Unterstützung, Schulung und tiefe Sensibilität, die mir eine neue Welt des Wohlseins eröffnet hat, in welcher der Tinnitus nicht leben kann.

Ich bin auch Dharma und Dzogchen zu Dank verpflichtet, da sie mir beigebracht haben, mich mit dem, was wirklich zählt, in Verbindung zu bringen.

Abschliessend bedanke ich mich auch bei Corinne Jean-Richard und Claude Rotzetter für die deutsche Übersetzung, so dass mein Buch auch den Deutsch sprechenden Menschen zugänglich ist.

Möge diese Methode den Menschen helfen, sich vom Leiden zu befreien und den Weg zu einem Leben ohne Tinnitus zu finden.

Inhaltsverzeichnis

Einführung	7
Well-being Matrix© For Tinnitus	10

Kapitel 1
Das grundsätzliche Festlegen	12
Kernproblem 1: Negative Grundeinstellung	13
Was ist Tinnitus?	15
Kernproblem 2: Tinnitus ist kein Problem der Ohren	17

Kapitel 2
Wie sind Menschen, die Tinnitus haben?	22
Kernproblem 3: Stille	26
Kernproblem 4: Aufhören, den Tinnitus heilen zu wollen	28
Kernproblem 5: Sind Sie bereit für den Wechsel?	32

Kapitel 3
Wie man Fortschritte macht	35
Kernproblem 6: Jammern und Klagen	37
Kernproblem 7: Untergansszenarien vermeiden	39
Kernproblem 8: Sich von „Vampiren" nicht die Energie stehlen lassen	40
Kernproblem 9: Unterstützung suchen	42
Kernproblem 10: Ernährung	45
Kernproblem 11: Körperliche Betätigung	47
Kernproblem 12: Mit dem Körper in Kontakt kommen	48

Kapitel 4
Abbilden Ihrer Fortschritte	52

Level 1: Festgefahren	54
Technik 1: Krisenbewältigung	64
Level 2: Kämpfen	65
Technik 2: Anspannen und Entspannen	74
Level 3: Sich ergeben	79
Technik 3: Die Besser-und-Schlechter-Liste	84
Level 4: Motiviert	86
Technik 4: Erkennen, was für Sie wichtig ist	93
Technik 5: Wie sehen Sie sich selbst?	95
Technik 6: Reportieren	96
Level 5: Loslassen	100
Technik 7: Audiovisualisierung	105
Level 6: Erstarkt	112
Technik 8: Atemtechnik	119
Level 7: Befreit	122
Technik 9: Sich an der Mittellinie orientieren	128
Quellenverzeichnis	133

Einführung

Es ist mein Herzenswunsch, dass Sie lernen, wie Sie den Tinnitus loslassen können und sich zudem glücklicher fühlen. Auch wenn ich Ihnen nicht versprechen kann, wie lange es dauern und um wie viel er sich verbessern wird, habe ich dennoch keine Zweifel, dass Sie einen Unterschied merken, wenn Sie dieser Anleitung folgen. Ich möchte noch anmerken, dass dieses Buch sich auch an Menschen mit Morbus Menière richtet.

In den ersten vier Kapiteln erkläre ich das Grundlegende: Was Tinnitus ist, wie er entsteht und wie wir die Konditionierung lösen können. Aus Tausenden Arbeitsstunden habe ich zusammengefasst, was ich als die 12 wichtigsten „Kernprobleme" erachte, welche Ihnen auf Ihrem Weg zur Besserung helfen werden. Diese habe ich im Inhaltsverzeichnis aufgelistet, damit Sie sie einfacher nachschlagen können.

Wenn diese Grundlagen geklärt sind, kommen wir zum Hauptteil des Buches. Hier habe ich die Meilensteine Ihrer Fortschritte grafisch dargestellt. Level 1 ist für Leute mit der schlimmsten Art Tinnitus. Dieses Level nenne ich „Festgefahren". Level 7 an der Spitze der Tabelle ist für diejenigen Leute, die komplett frei von Tinnitus sind. Dieses Level nenne ich „Befreit". Bitte lesen Sie diese Tabelle durch und versuchen Sie festzustellen, auf welchem Level Sie sich im Moment befinden. Das wird Ihnen helfen zu erkennen, worauf Sie Ihren Fokus richten sollen, um sich besser zu fühlen.

Wenn Tinnitus bei uns auftritt, fühlen wir uns von ihm oftmals tyrannisiert. Auf Level 1 zeige ich Ihnen, wie Sie aus dem Gedankenkarussell aussteigen und etwas Ruhe finden können. Wenn Sie Fortschritte machen, wird es Ihnen umso leichter fallen die Symptome, zu akzeptieren, und Sie werden feststellen, dass Tinnitus eigentlich ein ungemein wichtiger „Gesundheitsmesser". Er verhält sich ein bisschen wie ein Doktor, der Ihnen zeigt, was Ihnen gut tut und was nicht. Wenn die Leute Level 4 erreichen, ist es oft so, dass sie sich bereits so viel besser fühlen, dass ein weiteres daran

Arbeiten für sie nicht notwendig ist. Das ist grossartig. Wie auch immer, einige Leute erkennen, wie hilfreich der Tinnitus sein kann und lernen aufmerksam auf ihre körperlichen Reaktionen zu hören. So entwickeln sie ein Gespür für Wohlbefinden und vertiefte Wahrnehmung, welche für sie einen grossen Nutzen auf dem Weg zur vollständigen Genesung bringen.

Egal, wie weit Sie auf dieser Reise gehen wollen, Sie werden in diesem Buch viele praktische Anleitungen finden. Deshalb rate ich Ihnen, das Buch zuerst einmal durchzulesen und dann nochmals von vorne, indem Sie die Anleitungen Schritt für Schritt durcharbeiten. Sie haben dann hoffentlich am Ende des Buches eine Vorstellung davon, was Ihnen gegen den Tinnitus hilft und bis zu welchem Level Sie daran arbeiten wollen.

Wichtig: Bitte beachten Sie aber, dass das Durchlesen dieses Buches allein nicht genügt, um den Tinnitus zu stoppen. Sie werden sich wahrscheinlich durch die Symptome weniger bedroht fühlen, wenn Sie einmal verstanden haben, woher sie kommen und warum sie da sind. Wenn Sie gute Fortschritte machen wollen, dann ermutige ich Sie dazu, die Ratschläge zu befolgen, die Techniken regelmässig anzuwenden und ganz wichtig, sich therapeutische Unterstützung zu holen. Wenn Sie das tun, ist die Chance gross, dass der Tinnitus besser wird.

Ich habe eine „Well-being Matrix for Tinnitus ©" kreiert, welche in Form einer Tabelle die Fortschritte auf dem Weg zur Besserung sichtbar macht. Das ganze Buch basiert auf dieser Matrix, welche Sie auf der nächsten Seite finden. Das wird Ihnen helfen zu erkennen, wo Sie im Prozess stehen und worauf Sie Ihre Energie richten sollen. Mein Ziel ist es, Ihnen mit dieser Matrix zu zeigen, dass es vielen Leuten wirklich besser geht und es einen guten Weg gibt, dem Sie folgen können.

Ich biete Ihnen Unterstützung in meiner Praxis in London oder via Skype an. Ich kann ein paar der Techniken im Detail mit Ihnen durchgehen, um sicherzustellen, dass Sie wissen, was Sie tun sollen. Ausserdem kann ich Ihnen helfen, einen passenden Therapeuten in Ihrer Nähe zu finden, um mit dessen Unterstützung den Tinnitus loslassen zu können.

In der Zwischenzeit wünsche ich Ihnen alles Gute auf Ihrer Reise zur Selbstfindung. Heutzutage bin ich meinem Tinnitus sehr dankbar, weil er mir gezeigt hat, wie ich mich mit mir selber wohlfühlen und glücklich sein kann. Mein Ziel ist es, dass Sie lernen, Ihren Tinnitus als Ihren eigenen „Wohlfühlmesser" und Begleiter zu erkennen, der Sie in ein tieferes Gefühl von Wohlbefinden führt.

Ich habe gelernt, dass geerdet zu sein und sich im eigenen Körper wohlzufühlen es dem Tinnitus schwer macht, mit derselben Intensität weiter anzudauern. Ich habe ausserdem gelernt, dass die innere Ruhe eine Erfahrung ist, welche wir durch unser Körperbewusstsein erfühlen. In diesem Licht betrachtet, wünsche ich Ihnen inneren Frieden.

Julian Cowan Hill **MA UKCP RCST**

Well-being Matrix© For Tinnitus

Level	Tinnitus ist wie ein:	Auswirkungen aufs Leben	Gefühle
7 Befreit	**Spiritueller Führer** zu echten Bedürfnissen und Wertschätzung für das Leben selbst	Verbindet mit dem grossen Ganzen. Bewusstwerden, dass Sie Ihr Fühlen kreieren	Wertschätzung Demut Frieden Balance
6 Erstarkt	**Freund** T. hilft auf sich selbst Acht zu geben und ist zuverlässig. Positiver Einfluss	T. ist positiv, nützlich und verlässlich. Meistens nehmen Sie ihn nicht mehr wahr	Erstarkt T. ist leicht bewältigbar und nie bedrohlich
5 Loslassen	**Therapeut** Reflektiert, wie Sie sich fühlen und wie Sie mit sich selbst umgehen	T. vertieft Selbsterkenntnis und zeigt auf, wie Sie sind	Loslassen Tiefe Akzeptanz Zeigt Gefühle. Besser zu bewältigen
4 Motiviert	**Lehrer** „Gesundheitsmesser" zeigt, was hilft und was schadet	Zeit der Entscheidung Was ist wirklich wichtig? Was muss man loslassen?	Liebevoller zu sich sein. Mehr zulassen und öffnen. Motiviert und unabhängig
3 Sich ergeben	**T. als Doktor** Beginnt widerwillig T. zu akzeptieren und auf seine Ratschläge zu hören	Akzeptiert, dass Veränderungen nötig sind, damit T. besser wird. Akzeptiert Unterstützung/Hilfe	Ergebung Akzeptanz Traurigkeit Widerwille
2 Kämpfen	**Feldwebel** Regiert von T. Frustriert durch emotionalen Kampf und Härte	Dominiert von T. Kaum verkraftbar. Verachtung für das Zulassen von Wohlbefinden	Ablehnung Frustration / Wut Warum etwas ändern? Warum ich?
1 Festgefahren	**Tyrann** Hoffnungslos ohne Ausweg. Dem Tinnitus total ausgeliefert	T. beherrscht fast das ganze Leben. Kann nicht entfliegen. Wenig Freude	Grosse Angst und Verlustangst. Keine Kontrolle. Machtlos / hoffnungslos

Gedankenmuster	Bewusstsein	Herausforderung	Level
Nimmt T. nicht mehr wahr. Fokussierter Verstand. Symptome führen zurück zur Gesundheit	Körper, Energie und Verstand vereint und integriert. Teil des Universellen	Das Bedürfnis, vorn T. frei zu sein, loslassen	**7 Befreit**
Kümmere mich um T. nicht mehr. Muss ihn nicht mehr kontrollieren	Verinnerlicht, dass sich Verstand, Körper, Energie und Gefühle gegenseitig beeinflussen	Das Bedürfnis loslassen zu prüfen, ob T. immer noch da ist	**6 Ersarkt**
T. ist nicht länger das zentrale Problem. Beginnt, ihn zu vergessen	Realisiert Einfluss von Gedanken, Verhalten und Emotionen auf Körper und Energie	Mit T. befreundet bleiben, auch wenn ihn Stress verschlimmert	**5 Loslassen**
T. ist da, aber stört nicht mehr so sehr. Zeigt auf, woran Sie arbeiten müssen	Besser auf sich achten. Problem im Körper angehen. Verstand verbunden mit Körper	Vertrauen entwickeln, dass er besser wird und aus Fehlern lernen	**4 Motiviert**
Zuweilen Fokus weg von T. Ich bin verantwortlich, also wie komme ich da heraus?	Realisiert: Körper und Verstand brauchen Aufmerksamkeit und Ordnung	T. zeigt, den Weg zum Wohlfühlen. Lieber von T. lernen, als ihn zu bekämpfen	**3 Sich ergeben**
Wird er weggehen? Keine Verantwortung. Alles und jeder ist schuld. Verleugnung	Ruheloser Verstand und verhärteter Körper als Arbeitspferd nur schwach verbunden	Verantwortung akzeptieren. Verstand öffnen für Veränderung. Können Sie so weitermachen?	**2 Kämpfen**
Er geht nie weg! Unmöglichkeit zu verändern. Totales Opfer. Abhängig	Lebt mit rasenden Gedanken. Verstand und Körper getrennt. Keine Verbindung	Unterstützung erlauben. Hoffnung finden und lernen sich wohlzufühlen	**1 Festgefahren**

Kapitel 1   Das Grundsätzliche festgelegen

Ich hatte 16 Jahre lang gemässigten Tinnitus, 4 Jahre sehr starken und heute nehme ich ihn überhaupt nicht mehr zur Kenntnis. Wenn ich erkältet bin oder zu sehr unter Stress stehe, kommt er manchmal als scheinbares Zischen zurück, aber das nimmt nur einige Sekunden meiner Aufmerksamkeit in Anspruch. Ich fühle sehr stark, dass ich vom Tinnitus geheilt bin, und habe viel über ihn gelernt während dieses Prozesses.

Wie so vielen von Ihnen wurde mir gesagt, dass man nichts dagegen tun könne und dass ich lernen müsse, damit zu leben. Inzwischen weiss ich, dass das NICHT wahr ist.

Alles, was Ihnen hilft sich zu fokussieren, vom Tinnitus abzulenken und sich zu entspannen, hilft auf Ihrem Weg. Hier sind also drei wichtige Dinge, die Ihnen bereits helfen: FOKUSSIEREN, ABLENKEN und ENTSPANNEN. In diesem Buch werden Sie Techniken finden, die Ihnen direkt helfen werden, diese drei Ziele zu erreichen und so den Tinnitus loszulassen. Durch das Anwenden werden Sie es für sich selbst herausfinden.

In diesem Buch werden Sie erfahren, wie ich diesen extrem verrückt machenden Grillen-Chor, der tagein, tagaus in meinem Kopf pfiff, sich in einen Zustand von tiefem Frieden und Ruhe verwandelte. Sie werden vor allem praktische Ratschläge, Techniken und Basisinformationen erhalten, die dazu beitragen, dem Tinnitus seine Macht zu entziehen und ihn ins Unbewusste, wo er herkam, zurückzuschicken.

Ich nenne diese grundsätzlichen Ratschläge „Kernprobleme". Bitte lesen Sie diese, bis Sie sie wirklich verstanden haben. Unsere gewohnten Denkmuster dominieren oft unsere Gedankengänge und stellen sich uns in den Weg. Möglicherweise vergessen Sie, was Sie hier gelesen haben, also empfehle ich Ihnen, diese „Kernprobleme" mehrmals wieder durchzulesen. Diese sind aus der Arbeit und Erfahrung mit Hunderten von Klienten in über 8 Jahren entstanden.

Kernproblem 1: Menschen mit negativer Grundeinstellung

Bitte lösen Sie sich von Personen, die Ihnen einzureden versuchen, dass Sie bei Tinnitus nichts tun könnten. Sie werden nicht hilfreich sein. Wie können die Ihnen überhaupt von Nutzen sein? Das nächste Mal, wenn Ihnen jemand sagt: „Sie können nichts dagegen machen", geben Sie Ihnen die Hand und verabschieden Sie sich von ihnen. Erkennen Sie, dass diese Menschen Ihnen zu verstehen geben, dass sie Ihnen nicht helfen können. Was Sie brauchen sind positive, konstruktive Ratschläge von Menschen, die wissen und verstehen, wie Sie sich fühlen. Sie existieren. Einen haben Sie bereits gefunden.

Unglücklicherweise gibt es viele Therapeuten, die nur wenig oder gar keine Ahnung von Tinnitus haben. Ich treffe viele Leute, welchen man falsche Informationen gegeben hat und die somit verzweifelt sind. Sie brauchen keine düsteren Prophezeiungen. Es ist hilfreich, wenn Sie in Kontakt mit Menschen sind, die gelernt haben, den Tinnitus loszulassen. Bitte nehmen Sie zur Kenntnis, dass der Tinnitus kein unveränderbarer Zustand ist, viele Menschen schafften es, diesen Zustand zu verändern.

Um eine Verbesserung zu erreichen, müssen Sie verstehen, was Tinnitus ist. Von dem Moment an, wo Sie verstehen, was und warum es abläuft, hat das zwei enorm positive Effekte:

Zum Ersten werden Sie sich von ihm weniger bedroht fühlen. Dies wird Ihnen helfen, ruhiger zu werden, entspannter zu sein und den Tinnitus loszulassen. Beim Tinnitus geht's darum loszulassen, vertrauensvoller zu sein und die Fäden in der Hand zu halten. Zu Beginn haben die meisten Menschen Angst vor dem Tinnitus, weil sie nicht verstehen, was vor sich geht, und sich fühlen, als ob Sie die Kontrolle verloren hätten. Wenn Sie das verstehen, dann haben Sie einen entscheidenden ersten Schritt hin zur Besserung gemacht.

Zum Zweiten, wenn Sie einmal verstanden haben, was Tinnitus ist und wie er funktioniert, werden Sie wissen, wie damit umzugehen ist, und es wird Ihnen leichter fallen herauszufinden, was Ihnen gut tut. Wenn Sie anfangen achtsam mit sich selbst umzugehen, wird der Tinnitus besser werden. Wenn Sie das erkennen, werden Sie sich erleichtert fühlen, mehr in Kontrolle sein und somit anfangen sich zu entspannen. Alles, was Ihnen hilft, sich entspannt, fokussiert, glücklich und angenehm zu fühlen, hilft gegen den Tinnitus.

Sobald Sie sich besser fühlen, werden Sie motivierter sein, auf sich Acht zu geben, und somit bewirken, dass die Symptome besser werden. Das wiederum entspannt Sie mehr und je mehr Sie loslassen, desto mehr verschwindet der Tinnitus. Tatsächlich wird es immer einfacher, je mehr Fortschritte Sie machen. Die wichtigste Etappe ist, sich selbst von festgefahrenen Gedankenmustern zu lösen. Zu Anfang stecken wir oft in einem Teufelskreis, wenn wir an den Tinnitus denken. Doch es gibt auch positive Gedankenmuster.

Der nächste Abschnitt ist einer der wichtigsten Teile des Buches. Ich werde Ihnen erklären, was Tinnitus ist und warum wir ihn haben. Bitte lesen Sie diesen Teil mehrmals durch, bis Sie alles verstanden und verinnerlicht haben. Ich habe einige Monate gebraucht, bevor ich wirklich begriffen habe, was Tinnitus ist, und seitdem der Groschen endlich gefallen ist, habe ich angefangen, mich viel besser zu fühlen.

Was ist Tinnitus?
Tinnitus entsteht, wenn sich unser Nervensystem in einer Art „Alarmzustand" befindet. Wenn wir überreizt sind, überempfindlich, zu wachsam und zu achtsam, werden alle unsere Sinne hypersensibel. In diesem Zustand ist unser Hörsinn so sehr aktiviert, dass er nicht nur den äusserlichen Lärm wahrnimmt, sondern auch die Geräusche innerhalb des Körpers.

Das ist das, was den Tinnitus ausmacht: So empfindlich zu sein, dass man den inneren ebenso sehr wie den äusseren Lärm wahrnimmt.

Ihr Gehör arbeitet so intensiv, dass Sie jedes Geräusch innerhalb Ihres Kopfes hören. Die Impulse entlang der akustischen Nervenbahnen hören sich an wie ein Rauschen oder ein sehr hohes Fiepen. Bewegungen in den Schädelstrukturen und Flüssigkeiten im Kopf erzeugen Knacken und Knallgeräusche. Ein Gähnen, das Herzklopfen oder ein Klicken in den Gehörgängen können wie ein ohrenbetäubendes Tosen oder Pulsieren oder Knallen tönen.

Tinnitus bedeutet, dass Sie zu überreizt sind. Es wurzelt nicht nur in den Ohren, sondern im ganzen Körper. Ihr ganzes Nervensystem ist in „Alarmzustand" versetzt und der Tinnitus ist nur einer von vielen Nebeneffekten dieser ganzen körperlichen Reaktionen.

Den meisten Menschen wird gesagt, dass Tinnitus die Ursache von defekten Haarzellen im Innenohr ist, also dem Teil, der Töne wahrnimmt.

Das ist nicht wahr. Ein Defekt der Haarzellen erzeugt Taubheit, nicht Tinnitus. Wenn Sie ertauben, strengen Sie Ihr Gehör mehr an. Es ist diese Anstrengung, mehr zu hören, welche Ihre Sensibilität zeitweise erhöhen kann. Diese Erhöhung der Sensibilität kann Sie temporär anfälliger für Tinnitus machen, nicht aber ein Defekt der Haarzellen.

Der Tinnitus beansprucht Ihr zentrales Nervensystem; das bedeutet Ihr ganzer Körper wird in Alarmzustand versetzt. Der Zustand Ihres Nervensystems ist sehr schwankend. Das heisst, im Alarmzustand zu sein, ist ein umkehrbarer Prozess. Wir bewegen uns ständig innerhalb und ausserhalb davon.

Der wichtige Punkt hierbei ist, dass der Tinnitus umkehrbar ist. Der springende Punkt, den Tinnitus abstellen zu können, ist, Ihr Zentralnervensystem aus dem Alarmzustand herauszubringen. Diesen Zustand nennt man auch: Kämpfen oder Fliehen, Erregung des sympathischen Nervensystems, Übererregung, Überforderung und Überstimulation der Nebennieren. Aber in diesem Buch verwende ich den am einfachsten zu verstehenden Begriff „Alarmzustand".

Alles, was Sie aus diesem Alarmzustand herausbringt, wird Ihnen gegen Ihren Tinnitus helfen.

Beachten Sie, dass dieser Alarmzustand vorübergehend ist. Wenn Sie aus diesem Zustand herauskommen, wird Ihr Tinnitus besser.

Kernproblem 2: Tinnitus ist kein Problem der Ohren

Hören Sie auf zu denken, dass der Tinnitus ein Problem der Ohren ist. Die Ohren sind nicht das Problem. Das Problem ist, dass Ihr ganzes zentrales Nervensystem überreizt ist. Um am Tinnitus zu arbeiten, müssen Sie lernen, das ganze Nervensystem herunterzufahren. Dieses Buch zeigt Ihnen, wie das geht. Es ist weit sinnvoller, mit dem ganzen System zu arbeiten statt nur mit den Ohren.

Tinnitus ist wie ein Einbruchalarm. Warum er losgeht, hat einen Grund und zeigt an, dass Ihr Nervensystem immer noch nicht herunterfahren konnte. Der Alarm ist nicht das Problem. Sie müssen zuallererst herausfinden, was den Alarm überhaupt ausgelöst hat. Wenn Sie versuchen, den Alarm abzustellen oder zu dämpfen, dann setzen Sie sich nicht mit dem Problem auseinander und werden es auch nicht loswerden.

Tinnitus ist ein sinnvoller und nützlicher Alarm, welcher ruhiger wird, sobald Sie anfangen das Richtige zu tun, sich um sich selbst zu kümmern und lernen loszulassen. Je mehr sich Ihr zentrales Nervensystem beruhigt, desto wohler fühlen Sie sich in sich selbst und desto schneller wird der Alarm verstummen.

Hören Sie auf, dem Alarm die Schuld zu geben und kümmern Sie sich darum, was ihn ausgelöst hat. Mein Ziel ist es, Ihnen zu helfen herauszufinden, was den Alarm überhaupt erst ausgelöst hat. Sobald das klar ist, werden Sie wissen, worauf Sie sich fokussieren müssen.

Viele Menschen neigen dazu, sich auf eine spezifische Ursache als DEN einzigen Grund für Ihren Tinnitus zu fokussieren z.B. ein Kieferproblem, einem Schlag auf den Kopf oder grossem Lärm ausgesetzt gewesen zu sein. Natürlich können diese Dinge den Tinnitus antriggern, aber meisten sind sie nur der Tropfen, der, nach einem ganzen Leben voller Herausforderungen, das Fass zum Überlaufen bringt.

Ich habe Menschen getroffen, die auf einen bestimmten Punkt zeigten, wie ein Handwerker, und sagten: „Wenn ich auf diese Stelle drücke, wird mein Tinnitus besser" oder „Wenn ich meinen Kopf so halte (Sie neigen ihren Kopf zur Seite), dann wird das Geräusch leiser."

Das ist, wie wenn der Einbruchalarm losgeht und Sie versuchen das Problem zu lösen, indem Sie die Position der Lautsprecher verändern oder an den Leitungen herumfummeln. Natürlich kann das Eingreifen in den Mechanismus einen grossen Effekt auf das Geräusch haben, aber die Ursache dafür bleibt dieselbe: Ihr Nervensystem ist ZU sehr aktiviert.

Entscheidend ist, dass Sie jetzt keinen Tinnitus mehr hätten, wenn Sie das Nervensystem herunterfahren könnten. Oder um es klarer zu machen: Eine Person, die wirklich in der Ruhe, zentriert und nicht im Alarmzustand ist, kann den Tinnitus von einem Schlag auf den Kopf bekommen, aber ihr Tinnitus wird bald wieder abklingen. Die Tatsache, dass Ihr Tinnitus bis jetzt noch nicht abgeklungen ist, zeigt, dass Sie sich immer noch im Alarmzustand befinden.

Die meisten Menschen bekommen einen „normalen Tinnitus" nach einem lauten Konzert oder wenn sie grosser Stille ausgesetzt sind. Er tritt auf und verschwindet dann wieder. Dauerhafter Tinnitus besteht in den meisten Fällen auf Grund des Alarmzustands und dieser Zustand kann ändern.

Das Problem, wenn man sich nur auf eine Stelle im Körper oder ein Ereignis als Ursache für den Tinnitus fokussiert, ist, dass Sie sich immer noch auf Ihren Tinnitus konzentrieren. Wenn Sie wollen, dass Ihr Tinnitus weiterhin besteht, dann ist der beste Weg, sich auf ihn zu fokussieren, sich darüber zu sorgen, darüber zu reden und dagegen anzukämpfen. Es spielt keine Rolle, ob Sie den lauten Bohrer, den Nachbarn oder den knackenden Kiefer beschuldigen, was Sie in Wirklichkeit tun, ist, sich auf Ihren Tinnitus zu fokussieren, Ihrem Leiden Raum zu geben und ihn fest in Ihrem Bewusstsein zu verankern.

Ihre Reaktion auf Ihren Tinnitus, so wie Sie gerade jetzt damit umgehen, ist sehr viel wichtiger im Prozess als das Ereignis, welches ihn ausgelöst hat.

Wenn Sie in der Ruhe und glücklich sind, dann werden die Muskeln nicht angespannt sein, die Nachbarn werden Sie nicht nerven und die Welt wird Sie nicht wütend machen. Wenn sie ruhig und glücklich sind, werden Sie kaum noch Zeit darauf verwenden, den Tinnitus zu beachten.

Ausserdem: Denken Sie daran, was auch immer schuld für Ihren Tinnitus sein soll, ist meisten nur der letzte Tropfen zu einer langen, kaum wahrnehmbaren Anhäufung von Herausforderungen für Ihr Nervensystem; was man gemeinhin Leben nennt.

Eine schockierend hohe Prozentzahl der Bevölkerung über 5o Jahre hat Tinnitus. Das deshalb, weil wir, je älter wir werden, immer erdrückendere, schwerer zu akzeptierende Erfahrungen anhäufen. Schliesslich tragen wir diese unverdaulichen Lebenserfahrungen oder dieses „Gepäck" in unserem Nervensystem herum. Da ist mehr „Zeug", welches verarbeitet werden muss und, wenn sich das dann angehäuft hat, sehr spezielle Reaktionen in unserem Nervensystem verursacht.

Wenn Sie 20 Jahre alt sind und Ihren Kopf stossen, mag es sein, dass Sie für einen oder zwei Tage Tinnitus bekommen. Aber weil Ihr Nervensystem noch relativ unbelastet ist und noch genug verfügbare Kapazität hat, um mit herausfordernden Erfahrungen umzugehen, kommen Sie schnell darüber hinweg. Wie auch immer, wenn Sie mit 60 Jahren Ihren Kopf stossen, werden Sie vielleicht dauerhaft Tinnitus bekommen. Das passiert, weil Sie wahrscheinlich auf unverarbeitetem „Gepäck" festsitzen, woraus Überforderung und ein Nervensystem, welches in den Alarmzustand geht, resultierten. Im Alarmzustand zu sein, macht Sie überreizt und hilflos. Deshalb werden Sie den Tinnitus verstärkt wahrnehmen und dagegen ankämpfen, und wenn Sie das tun, verankern Sie ihn fest in Ihrem Bewusstsein.

Ältere Menschen sind anfälliger für Tinnitus, nicht wegen ihres Alters, sondern weil sie wahrscheinlich ihr „Gepäck" nicht in einer Therapie aufgearbeitet haben. Sie können in jedem Alter anfangen, Ihr „Zeug" auszupacken und den Inhalt ans Tageslicht zu holen. Das wird Ihnen helfen, aus dem Alarmzustand herauszukommen.

Es ist nicht ein Teil Ihres Körpers oder einer Handlung, welche den Tinnitus verursachen, obwohl diese wichtig sind. Es der vorherrschende Zustand Ihres zentralen Nervensystems, welcher zu anhaltendem Tinnitus führt. Das bedeutet, die Art, wie Sie auf sich selbst zugehen, wie Sie es erleben, in Ihrem Körper zu sein und wie Sie mit sich selbst umgehen, ist zentral, um den Tinnitus am Laufen zu halten.

Erschreckenden Ereignissen, schlechten Nachrichten, Operationen, lautem Bohren, Arzneimitteln etc. die Schuld zuzuschieben, bedeutet, nicht das Gesamtbild wahrzunehmen. Sie haben ein ganzes Leben voller

Herausforderungen gehabt, welche sich bis zu dem Moment aufgetürmt haben, wenn das Gleichgewicht in den Alarmzustand hinüberkippt.

Es ist viel sinnvoller, sich auf das zu konzentrieren, was Sie sich in sich selbst wohlfühlen lässt, und sich Anleitung und Unterstützung von einem professionellen Therapeuten zu holen. Das wird Ihnen helfen, die in Ihrem Körper gespeicherten lebenslangen Erfahrungen zu verarbeiten, und Sie so aus dem Alarmzustand herauszubringen und Ihr Nervensystem zu beruhigen.

Sich bloss darauf zu fokussieren, den Muskel zu entspannen oder ein Körperteil zu reparieren, kann sehr frustrierend sein, weil es Sie unmöglich zur Schatztruhe am Ende des Regenbogens führen wird.

Kapitel 2   Wie sind Menschen, die Tinnitus haben?

Erkennen, dass Sie überfordert sind und sich Unterstützung holen, so dass, Sie diesen Zustand loslassen können, ist einer der wichtigsten Schritte vorwärts.

Bevor wir einen Blick darauf werfen, wie Sie aus dem Alarmzustand herauskommen, lassen Sie uns darüber klar werden, worum es hier eigentlich geht. Der Alarmzustand hat viele verräterische Symptome. Wie viele dieser Symptome erkennen Sie in sich selbst? Kreuzen Sie die an, welche auf Sie zutreffen:

- Fokussiert in Ihrem Kopf und nicht im Körper
- Umherrasende Gedanken
- Angespannter Körper
- Nicht fähig sein abzuschalten
- Kann nicht nichts tun – das ist eine Zeitverschwendung!
- Konstantes sich Sorgen
- Unfähig, den Körper klar zu fühlen
- Getrieben
- Nie zufrieden
- Eine erzwungene Lebenseinstellung
- Höchst reizbar gegenüber dem Umfeld
- Übersensibel auf Stimmungen und Launen
- Immer zu viel tun, Arbeitslisten abarbeiten, Fristen und Leistungsvorgaben einhalten
- Leicht reizbar und irritiert
- Schnell heiss bekommen, aber Hände und Füsse sind kalt
- Schwache Verdauung, Blähungen, Unregelmässigkeiten
- Vergesslich

- Leichter Schlaf
- Nachts müde in sich zusammenfallen und morgens angeschlagen
- Anfällig für Ängste und Panikattacken
- Leicht ablenkbar
- Kann sich schlecht fokussieren
- Launisch
- Gierig auf Zucker, Koffein und andere schnelle Muntermacher
- Atmung eher in den oberen Brustbereich anstatt in den Bauch
- Oberflächliche, schnelle Atmung
- Unsteter Blick
- Ohren nehmen alle Hintergrundgeräusche wahr
- Hintergrundgeräusche sind irritierend und lenken ab
- Empfindlich gegenüber Gerüchen
- Empfindliche Haut
- Herzschlag ist (zu) schnell, zu stark oder unregelmässig

Keine Angst, wenn Sie einige angekreuzt haben. Zu diesem Zeitpunkt ist es hilfreich, diese Muster überhaupt zu erkennen. Beobachten Sie sich genau und wie Sie ticken.

Die gute Nachricht ist, dass in dem Moment, wo Sie beginnen aus dem Alarmzustand herauszukommen, sich die Resilienz gegen Krankheiten stärkt. Ihre Verdauung beginnt effizienter zu arbeiten. Ihr Blutdruck wird normaler, Sie schlafen tiefer, Ihr Körper ist entspannter, Ihre Gedanken werden ruhiger, Sie denken klarer, Ihr Erinnerungsvermögen verbessert sich und Ihre Fähigkeit glücklich zu sein steigert sich enorm. Der Punkt ist, sobald Sie den Tinnitus loslassen, verändert sich Ihre Gesundheit und Ihre Art mit der Welt zu interagieren auf vielen Ebenen.

Bei meiner Arbeit mit Hunderten von Menschen mit Tinnitus habe ich auch festgestellt, wie klar Persönlichkeitsmuster auftreten. Stimmen einige dieser Charakteristiken mit Ihnen überein?

- Sie geben sich einen freien Tag und füllen ihn sofort mit Aktivitäten
- Sehr kritisch sich selbst und anderen gegenüber
- Lädt sich zu viel auf - kann nicht nein sagen
- Muss sich beweisen
- Sehr leistungs- und ergebnisorientiert
- Braucht Erfolg und Resultate
- Perfektionist bis ins kleinste Detail
- Muss immer genau verstehen, was vor sich geht
- Muss immer wissen warum, warum, warum und wie
- Ist nicht der beste Zuhörer der Welt
- Verkopft, lebt in den Gedanken
- Sorgfältig, minutiös
- Erzählt jedem sein Problem
- Tendenz, überempfindlich zu sein
- Immer etwas zu tun zu haben, damit es von einer Liste gestrichen werden kann
- Selbst beim Relaxen immer in Gedanken sein
- Hat die Tendenz, andere Menschen oder Dinge für seine Probleme verantwortlich zu machen
- Kümmert sich immer um andere statt um sich selbst
- Möchte gehört, wahrgenommen und anerkannt werden.
- Sehr gut im „Tun", weniger gut im „Sein"

Es spielt keine Rolle, ob Sie alle oder einige angekreuzt haben, die Tatsache, dass Sie Tinnitus haben, ist ein Zeichen, dass etwas abgestellt und losgelassen sein möchte.

Schliesslich, bevor man den Prozess beginnt, wie man sich besser fühlt, brauchen viele Menschen mit Tinnitus die Antwort auf die Frage: „Was hat ihn überhaupt verursacht?"

Die Antwort ist: Alles, was Sie überfordert hat. Vielleicht haben Sie etwas erlebt, was zu aufregend, zu erschöpfend, zu stimulierend oder einfach zu viel zum „Verdauen" oder zum Verarbeiten war oder alles miteinander. Hier sind einige alltägliche Beispiele dafür, was den Tinnitus verursacht. Die Liste ist eigentlich endlos:

- Lärm ausgesetzt sein
- Betäubungsmittel, Eingriffe, Operationen,
- Nebenwirkungen von Medikamenten
- Emotional überwältigende Situationen
- Zu viel Aufregung
- Grosse Angst
- Wut und Frustration
- Übermüdung
- Zu viele Veränderungen
- Zu viel Verantwortung
- Stress
- Ein Schlag auf den Kopf
- Eine schlimme Erkältung, Kopfgrippe
- Überreiztheit
- Starker Ärger
- Langanhaltende Sorgen z.B. Gerichtsfall, Scheidung, Geldprobleme
- Arbeit in der Fremde
- Langstreckenreisen, häufiger Jetlag
- Erschöpfung
- Ohrspülung

- Fokussieren auf das Ohr
- Stille
- Kieferprobleme und grössere Zahnbehandlungen
- Mangel an Zuwendung oder Unterstützung
- Emotional abwesende Mutter in der Kindheit
- Zu gehorsam sein oder es sich nicht erlauben, NEIN zu sagen

Kernproblem 3: Stille

Die meisten Menschen entwickeln Tinnitus, wenn sie zu lange der Stille ausgesetzt sind. Das mag Sie überraschen, aber wenn Sie jemanden der Stille aussetzen und ihn bitten, auf jedes Geräusch zu hören, wird die Mehrheit anfangen, Geräusche im Kopf zu hören. Heller & Bergmann (1953) haben wichtige Studien durchgeführt, die dies belegen. Warum ist das der Fall?

Unsere Ohren sind am glücklichsten, wenn sie sich bei ein paar Hintergrundgeräuschen ausruhen können. Wenn wir der Stille ausgesetzt sind, kann das manchmal eine Stressreaktion auslösen und das macht uns verschärft aufmerksam auf unser Hören. In der Wildnis ist es normal, Hintergrundgeräusche zu hören, aber wenn es zu still wird, ist es normalerweise, kurz bevor etwas Gefährliches passiert. Unser Nervensystem weiss das!

Wenn also Stille Tinnitus erzeugt, so kann es anfänglich hilfreich sein, Stille zu vermeiden oder irgendwelche Hintergrundgeräusche zu erzeugen. Das hilft Ihnen dabei, sich weniger auf Ihren Tinnitus zu fokussieren.

> Etwas Angenehmes im Hintergrund zu hören, ist eine gute Idee, währenddem Sie sich noch in diesem Zustand befinden. In einer idealen Welt würden Sie in der Nähe eines Flusses oder einer Quelle leben oder am Meer, so dass es immer etwas gibt, wodurch sich Ihre Ohren entspannen können. Versuchen Sie jedenfalls ein Fenster offen zu lassen, wenn Sie zu Bett gehen, um Geräusche hereinzulassen oder lassen Sie eine entspannende CD oder einen Radiosender laufen, welche(r) sich selbst ausschaltet, wenn Sie eingeschlafen sind. Am besten eignet sich beruhigende, eintönige Hintergrundmusik, die ruhig etwas langweilig ist und der Sie nicht zu viel Aufmerksamkeit beimessen.

Es scheint zuerst sehr wichtig zu sein, mit dem Finger auf jemanden oder etwas als Ursache für den Tinnitus zu zeigen. Wie auch immer, ich habe gelernt, dass das Obengenannte meist nur der Tropfen ist, der das Fass zum Überlaufen bringt und Ihr System überfordert. Menschen mit Tinnitus können sich in den scheinbaren Auslöser Ihres Zustandes verrennen, nur um später festzustellen, dass sie sowieso in diesem Zustand waren und irgendetwas anderes diesen angeregt hat.

Wenn wir in diesem Alarmzustand viel Adrenalin ausschütten, ist es nur eine Frage der Zeit, bevor etwas den Tinnitus auslösen kann. Bitte seien Sie vorsichtig damit, gewisse Situationen für Ihren Tinnitus verantwortlich zu machen. Wenn es nicht X gewesen wäre, wäre es bald danach etwas anderes gewesen. Es ist Ihr Grundzustand und Ihre Reaktion IN DIESEM MOMENT, welche den Tinnitus am Laufen halten, und nicht die ursprüngliche Situation. Die ist schon lange vorbei. Sie müssen damit umgehen können, womit Sie hier und jetzt konfrontiert sind.

Kernproblem 4: Hören Sie auf zu versuchen, Ihren Tinnitus zu heilen.

Ich weiss, das hört sich seltsam an, aber ich denke, das ist ein besonders wichtiger Rat. Ich kenne Leute, die es sich zu ihrer Lebensaufgabe gemacht haben, alles in ihrer Macht Stehende zu tun, um das Klingeln in ihren Ohren zu stoppen. „Grossartig" könnte man glauben, bis sie darüber nachdenken. Was sie tatsächlich tun, ist, ihr ganzes Leben auf ihren Tinnitus zu fokussieren. Wenn man sich auf den Tinnitus fokussiert, bleibt er ständig im Bewusstsein.

Ich hatte Klienten, die sich sehr bemüht haben, sich zu entspannen und dann sofort kontrollierten, ob es irgendwelche Auswirkungen auf die Symptome gehabt hat. Natürlich werden Sie dies zunächst aus reiner Gewohnheit machen. Es ist normal, dass man kontrolliert und alles jederzeit überwacht, wenn man sich im Alarmzustand befindet. Wenn alles, was Sie tun, darauf abzielt, den Tinnitus zu stoppen, dann fokussiert sich immer noch ein Teil von Ihnen auf ihn.

Um den Tinnitus loszulassen, müssen Sie den Fokus von ihm wegnehmen, anstatt diesen zu verstärken. Ich empfehle Ihnen, sich darauf zu fokussieren, Wohlbefinden in Ihr Leben zu bringen, anstatt den Tinnitus wegmachen zu wollen. Richten Sie Ihr Ziel auf Dinge, die Sie sich gut, angenehm und ruhig fühlen lassen, mit oder ohne Tinnitus. Je mehr Sie sich wohlfühlen, obwohl der Tinnitus immer noch da ist, desto ertragbarer fühlt er sich an.

Ich empfehle immer, den Tinnitus in den Hintergrund zu stellen, währenddem Sie sich darauf fokussieren, sich wohlzufühlen. Bewahren Sie die klare Absicht, Ihre ganze Energie in Dinge zu setzen, die für Ihren Körper nährend, unterstützend, angenehm, beruhigend und entspannend sind.

Sorgen Sie dafür, dass Ihr Hauptfokus Ihre eigenen Bedürfnisse berücksichtigt, indem Sie Dinge finden, die Sie glücklich machen und positive Gefühle auslösen. Diese Herangehensweise wirkt, weil sie umsetzbarer ist, Ihnen das Gefühl von Befriedigung verleiht und, am allerwichtigsten, beginnt, Sie aus dem Alarmzustand herauszubringen.

Je mehr Sie aus diesem Alarmzustand herauskommen, desto mehr erschaffen Sie die Bedingungen, die es dem Tinnitus erlauben zurückzuweichen.

Suchen Sie den Tinnitus und Sie finden ihn. Suchen Sie hingegen nach Annehmlichkeit und Entspannung, dann werden Sie dies finden.

Wenn Menschen mit Tinnitus zu erkennen beginnen, welche Art von Zuwendung Sie sich selbst geben müssen, dann sagen Sie oft: „Oh, das ist so egoistisch und zügellos. Ich muss mich doch um meinen Partner und meine Freunde kümmern, oder da ist doch mein Beruf, der mich beansprucht. Ich habe für all das keine Zeit. Ich kann mir dies nicht leisten."

Tatsache ist: Menschen mit Tinnitus sind Meister darin, Entschuldigungen zu finden, damit sie sich nicht um sich selbst kümmern müssen. Das ist Teil des Szenarios, welches sie überfordert und überhaupt in den Alarmzustand gebracht hat.

Nun gut, das Beste, was Sie für Ihre Familie und Freunde tun können, ist glücklich zu sein und sich zu verwöhnen. Das kann zu einem Segen werden und den Druck von allen wegnehmen. Die meisten Menschen haben Tinnitus, weil sie nicht genug Ruhezeit oder Unterstützung haben und einfach nicht genügend auf sich achten. Sie müssen machen, machen, machen, machen und sind wahrscheinlich nie damit zufrieden gewesen, einfach nur zu sein. Ich war es gewohnt, alles so schnell wie möglich zu erledigen, damit ich mich anschliessend entspannen konnte. Wenn ich mich dann hinlegte, war ich in so einem Zustand, dass ich eine halbe Stunde brauchte, um zur Ruhe zu kommen. Heutzutage hetze ich nie mehr und nehme mir Zeit für alles. Wenn ich mich entspanne, habe ich eigentlich schon damit begonnen.

Die Worte „zu sehr" und „nicht genug" sind wichtige Themen beim Tinnitus. Wodurch sind Sie zu sehr belastet, was fühlt sich zwanghaft an und wonach sehnen Sie sich, was Sie sich selbst nicht erlauben? Sie wissen wahrscheinlich schon, wovon ich spreche. Mehr Freizeit, weniger Verantwortlichkeiten, mehr Ferien usw. Gestatten Sie es sich selbst. Was hält Sie davon ab, nein zu sagen zu Dingen, die Sie nicht benötigen, und dafür mit offenen Armen alles einzuladen, von dem Sie wissen, dass es stärkend ist und Sie sich gut fühlen lässt?

Solche Muster können eine zentrale Rolle beim Tinnitus spielen, weil sie lebenslangen Stress auslösen. Sie zu erkennen und loszulassen, kann die Dinge dramatisch zum Bessern wenden. Wenn Sie mit solchen Problemen kämpfen, dann kann Ihnen eine Psychotherapie wirklich dabei helfen, aus diesen inneren Kernproblemen herauszukommen und einen glücklicheren und passenderen Weg des Seins zu finden.

Den meisten Menschen fällt es schwer, solche tieferen Probleme zu akzeptieren, weil alles, was sie wollen, ist, den Lärm JETZT abzustellen. Eine gewisse Ungeduld ist typisch für Menschen mit Tinnitus. Bitte vertrauen Sie mir hier, in dem Moment, wo Sie positiv handeln und Dinge tun, die Sie glücklich machen, zufrieden und entspannt, werden Sie bald schon Fortschritte machen.

Die meisten von Ihnen werden denken: „Ja, wahrscheinlich hat er recht" und dann absolut nichts dafür tun. Hüten Sie sich vor dem Teil von Ihnen, der all Ihre Pläne, etwas Hilfreiches zu tun, sabotiert. Selbst wenn Sie wissen, wie man das stoppt, was Sie hoffentlich am Ende dieses Buches können, wird ein Teil von Ihnen Sie wahrscheinlich zurückhalten und sagen: „Warte mal, ich mach das nicht, weil es sowieso nicht klappt, es ist Zeitverschwendung, bei mir geht das nicht usw." Diesen Teil von Ihnen nennt man den „Saboteur" (s. „Sacred Contracts" von Caroline Myss für Details nur auf Englisch) und er wird dafür sorgen, dass jeglicher Fortschritt gestoppt wird.

Die meisten Menschen mit Tinnitus haben zwar gute Absichten, werden aber von SabotageGedanken beherrscht wie: „Wie um alles in der Welt kann eine halbe Stunde tägliches Entspannen bei einem Problem wie diesem helfen?"

Typische Sabotage-Gedanken können sein: „Was Julian hier beschreibt, tönt wie Utopie und fühlt sich unerreichbar an. Mein Onkel hatte das während 70 Jahren, warum also soll es bei mir besser werden? Mein Arzt sagte mir, es gebe nichts, was ich dagegen tun könne, und ich glaube ihm. Bisher ist es nicht besser geworden, warum also soll es jetzt besser werden? An meinen Körper zu denken, ist dumm, und wie soll das gegen etwas in meinem Kopf helfen?"

Menschen mit Tinnitus werden oft von solchen Gedanken verfolgt. Was hilft, ist, diese Gedanken zu erkennen, wenn sie auftauchen, und ihnen dann zu sagen, sie sollten sich verziehen. Wenn es Ihnen besser gehen soll, müssen Sie den Teil von Ihnen angehen, welcher wild entschlossen ist, im Elend zu verbleiben und darin zu schmoren. Ich weiss, das hört sich aussergewöhnlich an, aber wir ALLE haben einen inneren Saboteur.

Kernproblem 5: Sind Sie bereit für einen Wechsel?

Ich bin immer wieder überrascht, dass Menschen Tinnitus entwickeln, so von einem Tag auf den anderen aus relativem Frieden und Ruhe in den Zustand von Nervosität und Lärm überwechseln und dies akzeptieren. Aber wenn man ihnen vorschlägt, dass der Zustand auch umkehrbar ist, empfinden sie das als ketzerisch. Sie können sich problemlos in den Alarmzustand begeben. Jeder kann damit umgehen. Aber vorzuschlagen, dass man in den Ruhezustand zurückkehren kann, ist für einige unvorstellbar.

Wenn Sie ein Jahr lang keinen Tinnitus gehabt haben und ihn dann dafür im nächsten haben, warum ist das so eine grosse Sache, wieder zurückzuwechseln und wiederum ohne ihn zu sein? Sie können es in eine Richtung verändern, warum also ist es so schwierig, erneut zu wechseln? Darüber sollten Sie nachdenken.

Das Nervensystem ist ein fliessender, sich dauernd verändernder Zustand des Gleichgewichts. Wenn die richtigen Bedingungen erfüllt sind, ändert es sich.

Seien Sie sich bitte Ihrer festgefahrenen Gedanken und Glaubensgrundsätze bewusst. Wie denken Sie wirklich darüber? Denken Sie wirklich, dass Sie diesen für den Rest Ihres Lebens haben werden?

Wie nützlich wird es sein, an dem Glauben festzuhalten, dass er nie weggehen wird?

Antwort: Es wird absolut nicht hilfreich sein, bis ins Extrem.

Warum um alles in der Welt sollten Sie ihn für den Rest Ihres Lebens haben? Die Dinge ändern sich dauernd. Die meisten Menschen gewöhnen sich an den Tinnitus, was bedeutet, dass sie sich schliesslich damit abgefunden haben, und für ihr Nervensystem ist es zu langweilig, ihn dauernd zu hinterfragen. Er ist nicht mehr eine so wichtige Sache und deshalb schaltet sich unser Bewusstsein ab. Es ist sehr wahrscheinlich, dass genau dies geschieht.

Ich weiss, es gibt viele Menschen da draussen, die nicht viel über diesen Zustand wissen und sagen, dass man nichts dagegen tun könne. Aber bitte, tun Sie sich selbst einen Gefallen und lassen Sie die Möglichkeit zu, dass es besser werden könnte. Sie haben nichts zu verlieren und alles zu gewinnen, wenn Sie dieses Glaubensmuster verändern.

Natürlich ist es schwierig, nicht durch negative Gedanken in Bezug auf den Tinnitus infiziert zu werden, vor allem wenn sie von Therapeuten oder Autoritätspersonen stammen. Ich kann Ihnen sagen: „Hören Sie nicht auf sie." Ich schlage Ihnen vor, sich davon für immer und ewig zu distanzieren. Es ist nicht wichtig, was diese denken, aber was wirklich zählt, ist, was SIE SELBST wirklich glauben! Seien Sie aufrichtig. Sind Sie wirklich vorbereitet und bereit zu genesen?

Es ist erstaunlich, wie viele Leute gewisse Aspekte des Tinnitus schon fast mögen und nicht loslassen wollen. Glauben Sie es oder nicht, ich habe Menschen getroffen, die die Aufmerksamkeit liebten, die er ihnen verschaffte. Dank dem Tinnitus war jedermann besorgt um sie und diese zusätzliche Aufmerksamkeit war wichtiger als zu genesen.

Seltsamerweise hatte ich ein paar Klienten, die von dem Moment an nicht mehr zur Behandlung kamen, als sie begannen sich besser zu fühlen. Ich glaube ehrlich, das war das Verlangen nach Aufmerksamkeit und der Wunsch, dass andere ihnen zuhörten.

Kapitel 3   Wie man Fortschritte macht

Im nächsten Teil werden Sie sich mit der Well-being Matrix for Tinnitus© befassen. Diese zeigt, wie es Menschen besser gehen kann, und hebt einige der Grundschwierigkeiten hervor, welche Sie durcharbeiten müssen, um auf eine neue Ebene der Verbesserung vorwärts zu gelangen. Ich habe das nach Jahren des Studiums und der Arbeit als Therapeut mit Hunderten von Menschen zusammengestellt und natürlich aus direkter, persönlicher Erfahrung.

Sie werden bemerken, dass ich den Prozess der Genesung in verschiedene Stadien eingeteilt und beschrieben habe, wie unsere Beziehung zum Tinnitus sich verändert, wenn wir genesen. Auf dem schlimmsten Level der Matrix beispielsweise fühlen sich die Menschen, die wirklich mit diesem Zustand kämpfen, oft, als ob der Tinnitus ihr Leben beherrscht. Ich habe das rot gefärbte Level 1 als „Festgefahren" benannt und beschrieben, wie sich der Tinnitus als Tyrann aufführt.

Jedenfalls beginnen die Menschen, denen es besser geht und die Fortschritte machen, zu realisieren, dass der Tinnitus eigentlich ein wirklich nützlicher Gesundheitsindikator ist, der Rückmeldung gibt, wenn sie richtig handeln und sich verschlechtert, wenn sie sich Druck, Stress, Überreizung, Wut u.Ä. aussetzen. Deshalb habe ich auf dem gelben Level 3 der Matrix den Tinnitus als „Arzt" beschrieben. Hier zeigt Ihnen der Tinnitus, was gut für Ihre Gesundheit ist. Entweder Sie nehmen seinen Rat und seine Vorzüge an oder Sie kämpfen dagegen an und der Tinnitus verschlimmert sich.

Wenn es Ihnen dann schliesslich besser geht, werden Sie sich nicht länger selbst überwachen und er tritt für längere Zeit in den Hintergrund. Er kann von Zeit zu Zeit wieder aufflackern, wenn Sie die Dinge übertreiben. Aber

Sie wissen, dass er schnell wieder zurückweicht, weil Sie gut genug auf sich selbst achtgeben, indem Sie nicht darauf reagieren und sich nicht verrückt machen lassen. Es ist wirklich keine grosse Sache, wenn er für ein oder zwei Tage zurückkommt, weil Sie aus Erfahrung wissen, dass er wieder in den Hintergrund tritt. Auf Level 4 habe ich den Tinnitus als „Freund" bezeichnet, da er Rückmeldungen generiert, welche Sie zuverlässig zurück zur Gesundheit führen.

Die anderen Säulen der „Well-being Matrix for Tinnitus©" heben die Grundmuster hervor, welche sich auf den Bewusstseinszustand der Menschen beziehen, ihre Gedankenmuster und die Herausforderungen, welche auf jedem Level bearbeitet werden müssen. Bitte beachten Sie, dies sind Verallgemeinerungen, welche aus dem Zusammentreffen mit vielen Menschen herrühren, und meine Absicht hier ist, Ihnen dabei zu helfen, sich auf Ihrem eigenen, besonderen Weg hin zum Fortschritt wiederzufinden. Es wird viele Ausnahmen geben und gewisse Teile der „Well-being Matrix for Tinnitus©" werden sich für verschiedene Menschen auf verschiedenen Ebenen überlappen.

Meine Absicht ist, Ihnen einen Rahmen zu geben, in dem Sie anfangen können, das Richtige zu tun, und Ihnen zu zeigen, dass das Loslassen des Tinnitus nicht nur möglich ist, sondern auch ein gangbarer Weg. Sie sind nicht allein.

Wir alle wissen, wie schwierig Tinnitus sein kann, und ich möchte mich darauf konzentrieren, wie es einem besser geht und wie man Dinge loslässt. Es macht keinen Sinn, sich auf den persönlichen „Weltuntergang" zu fokussieren.

Kernproblem 6: Jammern und Klagen

Einige von Ihnen haben möglicherweise die Tendenz, sich bei anderen zu beklagen, wie schrecklich Ihr Tinnitus ist. Sie bringen die Leute mit Ihren Leidensgeschichten dazu, Sie bei jedem Treffen automatisch zu fragen: „Oh hallo, wie geht's Ihrem Tinnitus?" Sie haben eine Gesprächsgrundlage. „Oh gut, da gibt's dieses negative Ding... Oh, Sie können sich dieses negative Ding nicht vorstellen... Oh, Sie können es wahrscheinlich gar nicht verstehen. Dies und das ist so negativ... und der „alte Herr so-und-so" kämpfte 100 Jahre lang dagegen an..." Und bevor Sie es merken, sind Sie tief bedrückt und mehr denn je darauf fokussiert. Seien Sie sich dessen bewusst, dass einige Menschen mit Tinnitus genial sind, sich auf ihr Leiden zu fokussieren und ein Netzwerk aufzubauen, welches ihr Leiden bestärkt.

Es ist wirklich wichtig, Unterstützung zu erhalten und fähig zu sein, Ihre Gefühle anderen gegenüber auszudrücken. Bitte seien Sie sich der Tendenz bewusst, im eigenen Elend schmoren zu wollen. Das hilft überhaupt nicht.

Ich nahm einmal an einem Tinnitus-Treffen teil, welches sich in einen Wettkampf verwandelte, wer wohl am meisten leide.

„Oh hallo, wie geht's?"

„Danke, schlecht. Ich bin letzte Woche fast verrückt geworden."

„Oh, ich auch. Wird das denn nie aufhören?"

„Ich weiss nicht. Ich kenne ein paar, die X machten und Y erlebten, und sich dann schrecklich fühlten."

„Oh, das ist schlimm."

„Und dann holten sie Hilfe von Herrn so-und-so, der schrecklich war, und dann fühlten sie sich noch schlechter."

„Oh Gott, das ist wirklich schlimm."

„Sie hatten es während 197 Jahren. Das ist doch schrecklich."

„Oh Gott, jetzt fühle ich mich auch schrecklich."

„Ich auch..."

Es ist so wichtig, beim Tinnitus Unterstützung zu haben und sich gehört und verstanden zu fühlen. Aber bitte seien Sie sich solcher „schrecklichen Treffen" bewusst. Ich persönlich empfand sie nicht als nutzbringend. Teil einer solchen „Jammer-Gruppe" zu sein, kann sehr auslaugend und kontraproduktiv sein.

Sie sollten sich mit Leuten umgeben, die:

- Sie lehren können, wie man mental, emotional und physisch loslässt
- Ihrem Körper dazu verhelfen, sich ruhig und angenehm zu fühlen
- Ihnen zuhören können und helfen, mit Ihren Gefühlen umzugehen
- Ihr Wohlbefinden ernst nehmen
- Sie glücklich machen, zum Lachen bringen und mit Ihnen Spass haben
- Ihnen helfen, eine klarere Sichtweise zu bekommen
- Sie inspirieren
- andere Interessen in Ihr Leben bringen
- Ihre Gedanken vom Tinnitus wegkriegen

Wenn Sie Menschen finden können, die:

- dem Tinnitus gegenüber eine positive Einstellung haben,
- verstehen, was Sie durchmachen,
- den Tinnitus begreifen und verstehen, wie er funktioniert,

dann ist das grossartig. Erweisen Sie ihnen die verdiente Wertschätzung!

Kernproblem 7:   Untergangsszenario vermeiden

So lange der Tinnitus Sie noch belastet, seien Sie bitte sehr vorsichtig mit Untergangsszenarien da draussen in der Welt. Hören Sie wenn möglich auf, Nachrichten und Horrorfilme anzuschauen. Traumatische Ereignisse im Leben anderer Menschen zu sehen und

> davon zu hören, ist selbst auch traumatisierend. Wir werden süchtig nach dem Adrenalinrausch, welchen dies kreiert, und schwarzes Elend hält uns gefangen, wenn wir uns der Welt stellen. Das verursacht hohen Stress und bringt uns dem Alarmzustand näher.
>
> Wenn die Nachrichten gesendet werden, schalten Sie um. Wenn „Herr und Frau Ärger" an Ihre Türe klopfen, tun Sie so, wie wenn Sie nicht da wären. Wenn am Fernsehen nichts anderes läuft als Horrorfilme und deprimierende Dokumentationen, dann gehen Sie ins Kino und schauen sich stattdessen eine Komödie an.

Machen Sie sich selber einen Gefallen und beschützen Sie sich vor diesen täglichen Herausforderungen für Ihr Nervensystem. Wenn es Ihnen besser geht, werden Sie damit umgehen können. Aber für den Moment kann es hilfreich sein, dem Untergangsszenario auszuweichen. Kein Aufwachen mehr zu Nachrichten über Kriege, Hunger und Tod. Sie brauchen Leichtes, Lustiges, Sanftes, Entspannendes, leicht Verdauliches und Erbauliches. Hören Sie auf die Welt zu retten, bis Sie sich wirklich wieder stark fühlen.

> **Kernproblem 8: Lassen Sie es nicht zu, dass „Vampire" Ihre Energie aufsaugen.**
>
> Wir alle kennen Menschen, die „Energiesauger" sind. Sie treffen sich mit jemandem, um zu plaudern, und nach zehn Minuten fühlen Sie sich erschöpft. Wenn die wieder mit Ihnen Kontakt suchen, dann

> schützen Sie einen anderen Termin vor und schieben Sie ein Treffen ins nächste Jahr. Sie brauchen jede Energie, die Sie jetzt kriegen können, und können es sich nicht leisten, die Bedürfnisse anderer zu befriedigen, solange Ihr Tinnitus schlimm ist. „Heute nicht, Herr und Frau Vampir! Saugen Sie jemand anderen aus!"
>
> Wenn wir im Alarmzustand sind, laufen wir auf Adrenalin. Das ist unsere Energie-Notver-sorgung, wenn wir also über eine längere Zeit in diesem Zustand bleiben, werden wir schliesslich erschöpft sein. Tinnitus gedeiht durch Erschöpfung.
>
> Was wirklich hilft, den Tinnitus loszulassen, ist, eine ständige Versorgung mit Energie aufzubauen, welche für Sie und nur für Sie da ist. Sagen Sie adieu zu Energievampiren. Sagen Sie ihnen, sie sollen zu einem Therapeuten gehen!

Wenn man auf Adrenalin ist, ist dies ein bisschen, wie wenn man sein Energiekonto überzieht. Anstatt die Energie, die für Ihren täglichen Bedarf verfügbar ist, zu gebrauchen, greifen Sie im Alarmzustand auf Ihre Energienotfall-Reserven zurück. Ihr Energietank ist bereits erschöpft. Je mehr Sie Ihre Energie aus den Nebennieren ziehen, desto früher erleiden Sie einen Burn-out. Schliesslich werden Sie die Rechnung begleichen müssen. Das zeigt sich im Körper als Symptome, welche lauter und lauter werden, je mehr Sie sie ignorieren.

Um diese Rechnung bezahlen zu können, brauchen Sie eine Auszeit, eine gesunde Ernährung, regelmässig körperliche Betätigung und tägliche

Ruhezeiten. Sie müssen sich „Inseln" bauen in Ihrem Leben. Siestas und Schläfchen können wirklich dabei helfen, das Schlafdefizit zu kompensieren. In dem Moment, wo Sie übermüdet sind, schlafen Sie; denn das verhilft Ihnen zu mehr Schlaf. Die meisten Menschen versuchen durchzuhalten, bis es Schlafenszeit ist und, weil sie erschöpft sind, können sie nicht richtig schlafen. Eine kurze Siesta nach dem Mittagessen bewirkt Wunder und scheint extrem erfrischend und vitalisierend zu sein. Für das erschöpfte Nervensystem gilt: **Je mehr Sie schlafen, desto mehr können Sie schlafen.**

Kernproblem 9: Unterstützung suchen

Wenn es beim Tinnitus darum geht loszulassen, dann müssen Sie sich ein unterstützendes Netzwerk um sich herum aufbauen, in dem Sie aufgefangen werden. Wenn Sie loslassen und nichts da ist, können Sie auch nicht aufgefangen werden. Es ist so viel schwieriger, ohne Unterstützung loszulassen. Sobald Sie die richtige Art Unterstützung gefunden haben, können Sie anfangen, ernsthaft loszulassen. Das ist ein Prozess, der Zeit benötigt, aber langsam beginnen dann wichtige Veränderungen. Mit anderen Worten: Alle wichtigen Veränderungen passieren langsam über einen gewissen Zeitraum. Schnellschüsse bringen kurzfristige Erleichterung, was grossartig, aber nichtsdestotrotz immer nur kurzfristig ist.

Hier kommt die Therapie ins Spiel. Ideal wäre es, eine Körperbasierte Therapie zu finden, wie die Craniosacral-Therapie, Massage, Fussreflexmassage oder Akupunktur und dies zu kombinieren mit einer mental-emotionalen Unterstützung wie Psychotherapie oder

> Lebensberatung. In dem Moment, wo Sie Unterstützung einholen, wird der Druck abnehmen und der Prozess des Loslassens wird ganz von alleine ablaufen. Wenn es Ihnen möglich ist, sollte die Therapie mittelfristig angesetzt sein.

Mein Glück war, dass ich die Craniosacral-Therapie kennenlernte, die mit ihrem sanften und sensiblen Ansatz auf der physischen, mentalen, emotionalen und energetischen Ebene arbeitet. Für weitere Informationen besuchen Sie www.craniosacral.co.uk
(www.craniosuisse.ch/www.cranioverband.org)
Ich empfehle dies wärmstens.

Ich empfehle ausserdem die Core-Process-Psychotherapie, entwickelt vom Karuna Institut in Devon www.karuna-institute.co.uk . Diese Therapieform hilft uns, mit unseren grundlegendsten Problemen in Berührung zu kommen und einen Weg, basierend auf buddhistischer Weisheit, aus dem Leiden zu finden.

Ich ermuntere Sie, die für Sie passende Herangehensweise zu finden. Sobald Sie Ihr unterstützendes Netzwerk aufgebaut haben, wird es Ihnen erlauben, sich schrittweise zu öffnen, Ihre Probleme anzugehen und mit dem Loslassen zu beginnen. Dies bringt Sie heraus aus dem Alarmzustand. Dies alleine schaffen zu wollen, ist so viel schwieriger. Schauen wir den Tatsachen ins Auge: Wie fähig sind Sie jetzt schon loszulassen? Vermutlich haben Sie aktuell Tinnitus, weil es da etwas gibt, was Sie nicht loslassen können.

Sich Unterstützung zu holen, so dass Sie mit dem Loslassen beginnen können, ist der einfachste und wirkungsvollste Rat in diesem Buch.

Professionelle, therapeutische Hilfe zu haben von jemand Neutralem anstatt von Ihrem Partner oder Freund, macht einen riesigen Unterschied. Die sichere, vertrauensvolle Umgebung und das sorgsame Zusammenspiel wird Ihnen höchstwahrscheinlich helfen, sich zu entspannen und viel mehr loszulassen, als Sie es gewohnt sind.

Mein Rat hierbei ist, jemanden zu finden, bei dem Sie sich aufgehoben fühlen, und dann eine längerfristige, therapeutische Beziehung zu dieser Person aufzubauen. Diese Personen sind darauf geschult, sich um Sie zu kümmern und Sie werden Schritt für Schritt herausfinden, wie die Dinge bewältigbarer werden. Das ist keine Schnellreparatur. Sie haben eine lebenslange Erfahrung in Ihrem Körper und dies benötigt angemessene Unterstützung, welche sich im Laufe der Zeit entwickelt.

Dabei hilft es wirklich, Ihrem Therapeuten gegenüber in Bezug auf alle Ihre Ängste und Sorgen offen zu sein. Bitte sprechen Sie mit ihm darüber, wenn Sie gegen etwas ankämpfen oder nicht zufrieden sind im Rahmen dieses Prozesses. Wenn wir wegrennen wollen oder auf Schwierigkeiten treffen, kann gerade die Auseinandersetzung damit sehr aufschlussreich und hilfreich sein. Nur allzu oft hört man einfach damit auf und hüpft von einem Ding zum nächsten, wobei man nie wirklich fähig ist, die wichtigen Dinge aufzuarbeiten und loszulassen.

Sie finden überall Therapeuten. Wenn Sie professionelle Referenzen wollen, schlagen Sie in den Therapeutenlisten der entsprechenden Verbände und Vereinigungen nach. Diese haben meistens eine Website, auf der Details über eingetragene Therapeuten erhältlich sind.

Ich selbst hätte den Tinnitus ohne Hilfe nicht loslassen können. Professionelle Hilfe und Unterstützung haben es mir erlaubt, mich als Mensch zu verändern, glücklich, entspannt und bewusster zu werden. Es braucht heute schon einiges, um mich aus der Bahn zu werfen, und ich fühle, wie ich ständig stärker und stärker werde.

Vor fünf Jahren hätte eine Tasse Kaffee gereicht, meinen Tinnitus zu verstärken, währenddem mein Nervensystem heute stark genug ist, täglich Kaffee ohne irgendwelche Nebenwirkungen zu trinken. Dasselbe gilt auch für koffeinhaltigen Tee (Schwarztee/Grüntee), Alkohol und Schokolade. Stimulantien können denselben Effekt auf Sie haben, allerdings nicht zwingend. Sollte das so sein, hören Sie auf den besten Arzt, den Sie haben, nämlich die Reaktionen Ihres Körpers. Falls Ihr Tinnitus stärker wird nach Kaffee oder Alkohol, dann wissen, Sie was zu tun ist.

Kernproblem 10: Ernährung

Eine gesunde, auf Sie zugeschnittene Ernährung und das Reduzieren von Reizstoffen wird Ihren Nervensystem Druck wegnehmen. Je weniger Ihr Körper gegen Gifte und ungesunde Nahrung ankämpfen muss, umso mehr kann er herunterfahren.

Mein Tinnitus wurde besser, als ich auf Zucker, Weizen, fermentierte oder industriell verarbeiteter Lebensmittel verzichtete. Ich schlage nicht vor, dass Sie auf Weizen oder fermentierte Lebensmittel verzichten sollten, aber Sie werden herausfinden, dass gewisse Lebensmittel eine beruhigendes und angenehmes Gefühl auslösen können. Es gibt eine Menge Bücher, die einen Überblick geben über gewisse Lebensmittel, die einen ausgleichenden Effekt auf Ihren Körper haben. Fragen Sie einen qualifizierten Ernährungsberater, wenn Sie vermuten, dass Verdauungsschwierigkeiten entstehen könnten, oder suchen Sie einen Ernährungsratgeber in Ihrer Buchhandlung.

Der beste Rat ist, auf Ihren Körper zu hören. Wenn Sie sich gut ernähren, werden Sie sich gut fühlen. Wenn Sie vermuten, dass etwas für Sie schlecht ist, dann lassen Sie es für ein paar Wochen weg. Dann nehmen Sie es wieder zu sich und achten Sie auf den Unterschied. Es gibt nichts Eindeutigeres als die Reaktion Ihres Körpers in Bezug auf Ernährung.

Auf Zucker zu verzichten, ist unglaublich positiv für den Körper. Wenn Sie sehr gezuckerte Nahrung essen, dann muss Ihr Körper sehr hart arbeiten, um Ihren Blutzuckerspiegel wieder in Balance zu bringen. Ihr Puls wird schneller, denn das triggert eine leichte Nebennierentätigkeit an, welche wiederum den Alarmzustand ein wenig erhöht (so wie es Koffein tut). Das kann Auswirkungen auf den Tinnitus haben, so wie alles andere, was Widerstand und Kampf in Ihrem Körper entstehen lässt.

Für einige kann das Reduzieren von Stimulantien einen Unterschied machen. Versuchen Sie Rooibos oder Kräutertee anstelle von koffeinhaltigem Schwarz- oder Grüntee. Er ist die beste Alternative zu normalem Tee und ist ebenso erfrischend, aber Sie können literweise davon trinken und er ist gut für sie.

> **Kernproblem 11: Körperliche Betätigung**
>
> Regelmässige, sanfte körperliche Betätigung ist enorm hilfreich. Diese hilft nicht nur, Ihren Verstand vom Tinnitus wegzuleiten und sich darin zu „suhlen", sondern hilft auch Ihren Körper zu entspannen und Spannungen und Gifte loszulassen. Sanfte körperliche Betätigung ist ein hervorragender Weg, um mit Ihrem Körper in Kontakt zu treten und loszulassen. Denken Sie daran, dass Arbeiten am Tinnitus letztlich bedeutet: Loszulassen.
>
> Ich empfehle kleinere und häufigere Einheiten, denn dies ist für Ihr ganzes System weniger belastend. Dies ist besser als ein übermässiges, auspowerndes Training. An den meisten Tagen, wenn meine Symptome schlimm waren, bin ich nur gerade für 10 Minuten schwimmen gegangen. Ich baute meine Fitness schrittweise, über einen längeren Zeitraum auf. Ich fand heraus, dass ich mich immer besser fühlte im Kontakt mit Wasser.
>
> Es ist sehr schwierig, sich über den Tinnitus zu sorgen oder sich auf ihn zu fokussieren, wenn man durch das Wasser „floatet", sich hindurchbewegt und dieses Gefühl geniesst.
> Ein langer, gemütlicher Spaziergang ist fühlbar besser als ein hartes Squashspiel oder erschöpfendes Gewichtstraining. Leichte, wiederholte und Spass machende Betätigung ist am besten.

Noch einmal: Sie müssen herausfinden, was für Sie passt. Wenn Sie sich müde und elend fühlen und beschliessen hart zu trainieren, dann werden

Sie in ein Hoch kommen, aber nur, um eine halbe Stunde später wieder zusammenzufallen. Dann haben Sie sich wahrscheinlich etwas zu fest gepusht. Arbeiten Sie sich Schritt für Schritt in ein Training hinein, welches für Sie passt. Ihr Tinnitus wird Sie wahrscheinlich schon wissen lassen, was am besten ist.

Finden Sie Trainingsformen, die Ihnen Spass machen, Sie ruhig und sich körperlich wohlfühlen lassen und Sie vor allem nicht erschöpfen.

Kernproblem 12: Mit dem Körper in Kontakt kommen

Lernen Sie, sich Ihres Körpers bewusst zu werden. Auf dem Körper basierende Therapien werden Ihnen helfen, viel geerdeter zu werden. Dies bedeutet, sich bewusst zu sein, wie Sie sich im Inneren fühlen. Wenn mein Tinnitus schlimm war, fühlte ich mich oft nicht in Kontakt mit meinem Körpergefühl. Tatsächlich war meine Wahrnehmung oft irgendwo, weit weg in meinen Gedanken und nicht im Hier und Jetzt.

Es gibt etwas, was immer im Hier und Jetzt geerdet ist, und das ist Ihr Körper. Je mehr Sie mit seinem Befinden verbunden sind, desto mehr werden Sie wissen, was für ihn gut ist, wie Ihre wahren Gefühle sind, und desto mehr sind Sie mit Ihrer Energie verbunden.

Sich auf den Körper zu konzentrieren, hilft Ihnen dabei, sich unmittelbar mit der Realität zu verbinden, hilft dabei, Ihr Nervensystem zu unterstützen und hilft erstaunlicherweise dabei abzuschalten und loszulassen.

> Eines der grössten Probleme mit dem Loslassen ist, nicht zu wissen, was man eigentlich loslassen soll. Sie können nichts loslassen, was Sie nicht kennen. Wenn Sie lernen, wie Sie sich mit Ihrem inneren Gefühl verbinden können, wird das Loslassen viel klarer und machbarer werden.
>
> Meine Wahrnehmung in den Körper zu bringen, ist der zentrale Punkt, der mir dabei mehr als alles andere dabei geholfen hat, meinen Tinnitus loszulassen.

Als ich mich in einer Tinnitus-Phase befand, verbrachte ich meine Stadtspaziergänge fast vollständig in Gedanken versunken. Meine Gedanken kreisten dauern um ihn und ich sorgte mich über imaginäre Ereignisse, die nie stattfinden würden. Ich war mir überhaupt nicht bewusst, wie sich mein Körper fühlte, während ich mich durch die Menschenmenge bewegte. Ich gab nicht darauf Acht, was es um mich herum zu sehen und zu hören gab. Meine Sinne waren total von meinem Verstand überlagert. Einen Waldspaziergang verbrachte ich, indem ich die nächste Woche plante, oder mit einer schwierigen Person Scheindiskussionen führte.

Heutzutage bemerke ich, was im aktuellen Moment vor sich geht, ich rieche die Gerüche, sehe, was da ist und fühle, wie sich mein Körper vor Freude weitet, wenn ich etwas erlebe, was ich mag, und wie er schrumpft und erschauert, wenn ich etwas Unangenehmem ausgesetzt bin. Der grösste Unterschied ist, dass ich nicht in einer imaginären Gedankenwelt eingeschlossen bin, die mich aus dem Jetzt herausreisst. Stattdessen bin ich präsent und erlebe die Welt durch meinen Körper und alle seine Sinne. Ich bin mehr im Hier und Jetzt, mit meinem ganzen Ich verbunden und nicht nur in meinem Kopf. Das hasst der Tinnitus wirklich.

Wenn ich jemanden antreffe, kann ich fühlen, wie sich mein Körper öffnet oder abwendet; ungeachtet dessen, was ich denke oder was mir durch den Kopf schiesst. Ich empfinde meine eigene Energie als ein Kraftfeld in mir und um mich herum und merke sofort, wenn ich „ausgesaugt" oder angeregt werde.

Es ist so eine Erleichterung, nicht dauernd in solchen Denkprozessen zu leben. Mein Körper ist in meinem Bewusstsein, wenn ich mit jemandem spreche, Fernsehen schaue und schlafen gehe. Das Leben scheint viel realer und ich fühle mich viel ruhiger und glücklicher aus dieser mehr körperbetonten Perspektive heraus.

Worauf sind Sie fokussiert? Wie oft sind Sie sich Ihres Körpers bewusst, wenn Sie mit irgendeiner Tätigkeit beschäftigt sind? Können Sie Ihren Körper spüren, wenn Sie wie jetzt gerade diesen Text lesen? Viele Menschen mit Tinnitus verbringen viel Zeit, indem ihr Bewusstsein nicht in ihrem Körper ist.
Die meisten Techniken in diesem Buch helfen Ihnen dabei, körperbewusster zu werden. Wenn Sie sich darin üben, Ihres Körpers bewusst zu sein, wird sich Ihr Verstand mehr und mehr in Ihrem Körper verwurzeln, so dass Sie dort ruhen können. Lernen Sie körperbewusst zu leben und Ihr Tinnitus wird das kein bisschen mögen!

Kapitel 4   Abbilden Ihrer Fortschritte

Da wir jetzt einige Grundlagen erarbeitet haben, lassen Sie uns den Prozess des Genesens starten.

Bitte, schauen Sie sich die Well-being Matrix for Tinnitus© am Anfang des Buches an. Ich schlage Ihnen vor, eine Kopie der Matrix zu machen, und sie irgendwo zu platzieren, wo Sie sie immer wieder sehen.

Diese Matrix stellt dar, wie ein Mensch genesen kann, indem sie die Meilensteine des Fortschritts entlang des Weges in sieben Levels aufzeigt. Wenn Sie merken, wie es Ihnen besser geht, so ist das sehr ermutigend und kann Sie anspornen auf Ihrem Weg in das nächste Level. Wenn ich nun die Fallgruben und Herausforderungen mit Ihnen teile, mit denen ich und viele meiner Klienten auf diesem Weg zur Genesung gekämpft haben, ist es mein Ziel, Sie nicht die gleichen Fehler machen zu lassen! Ausserdem möchte ich Ihnen bestätigen und versichern, dass Sie nicht alleine sind und, der Weg zur Genesung schon von vielen zurückgelegt worden ist. Wenn Sie den Vorgaben, die auf die nächsten sieben Levels in diesem Buch verteilt sind folgen und von dem lernen, wo wir stecken geblieben sind, dann werden Sie viel leichter selber Fortschritte machen.

Es ist fundamental, um Fortschritte zu erzielen, dass Sie lernen, wie man richtig auf sich selber und die eigenen Symptome Acht gibt. Wenn Sie der Situation entsprechend auf sich achten, wird es Ihnen besser gehen. Teil der Herausforderung ist es, zu lernen, was speziell für Sie wirkt und wie Sie Ihren eigenen Bedürfnissen gerecht werden. Wir sind alle verschieden und benötigen verschiedene Dinge, um unser Wohlbefinden zu erreichen. Lassen Sie mich mit Ihnen jede Etappe anschauen und Ihnen dabei helfen herauszufinden, wo Sie sich auf Ihrem Weg den Tinnitus loszulassen befinden.

Level 1: **Festgefahren**

Das rote Level der Matrix heisst „Festgefahren". Menschen auf diesem Level leben in der Illusion, dass es keinen Ausweg gibt und der Tinnitus nie weggehen wird. Es ist normal, in diesen Gedankengang zu versinken, wenn wir von einem Therapeuten falsch informiert wurden, es gebe nichts, was man tun könne. So ist es nicht überraschend, dass wir die Hoffnung aufgeben, wenn die Person, die uns helfen sollte, uns diese negative Botschaft gibt. Und noch einmal: Bitte ignorieren Sie solche Botschaften! Sie sind auf keine Art und Weise hilfreich. Ich rate dringend, von solchen Leuten Abstand zu nehmen.

Auf diesem Level des Leidens fühlt man sich dem Tinnitus oft vollständig ausgeliefert; er kann sich wie ein TYRANN benehmen. Man hat Angst, die Kontrolle zu verlieren, fühlt sich machtlos und unfähig, ihn zu stoppen. Auch wenn es so aussieht, ist das ganz eindeutig nicht der Fall. Wenn Sie tief im Alarmzustand gefangen sind, ist es normal, dass man sich gejagt, besorgt, ängstlich fühlt und wie wenn es keine Hoffnung gäbe. Das ist das normale Verhalten im Alarmzustand.

Aber es gibt Hoffnung. Schlagen Sie in der Matrix die nächsten Levels auf und sehen Sie, wie es für Menschen ist, denen es besser geht. Sobald Sie die Matrix besser kennengelernt haben und sich um Ihre eigene Bedürfnisse kümmern, dann werden Sie einige Meilensteine in Ihrer Bewusstseinsveränderung erkennen. In dem Mass, wie es Ihnen besser geht, werden Sie die Veränderungen im Umgang mit dem Tinnitus besser nachvollziehen können. Denken Sie darüber nach und fühlen Sie in sich hinein.

Auf Level 1 werden Sie vielleicht feststellen, dass Sie fast vollständig in Ihrem Kopf leben, festgefahren in einem Karussell von rasenden Gedanken. Ihre Tage sind voll von endlosem, mentalem Geschwätz, welches alles zu beherrschen scheint. Diese Gedanken können oft negativ und voller Sorgen sein. Fühlen Sie sich jetzt gerade in Ihrem Kopf gefangen? Wie leicht fällt es Ihnen zu beschreiben, was in Ihrem Körper abläuft oder wie fühlt es sich an, hier zu sitzen und dies zu lesen? Natürlich denken Sie darüber nach, was Sie lesen, aber wenn ich das hier schreibe, dann kann ich meine Kehrseite deutlich auf dem Stuhl fühlen und meine Beine fühlen sich sehr ruhig und angenehm an.

Schauen Sie, ob Sie ein Gespür dafür haben, worauf Sie jetzt gerade fokussiert sind. Sieht es so aus, wie wenn das Zentrum Ihrer Wahrnehmung in Ihrem Kopf ist? Wenn Ihr Körper ein Haus wäre, wären Sie im Dachgeschoss oder hätten Sie ein eindeutiges Gefühl von Ihrem Körper im Untergeschoss? Wo liegt Ihr Fokus jetzt gerade? Wie fähig sind Sie zu beschreiben, was in Ihrem Körper abläuft?

Wenn wir im Alarmzustand sind, neigen wir dazu, in unseren Gedanken zu kreisen, und fühlen uns manchmal weggetreten und schwammig. Falls es einen Fokus gibt, ist er meistens im Kopfbereich, aber spürbar schwammig. Haben Sie von Zeit zu Zeit so ein schwammiges Gefühl?

Es ist sehr üblich für Menschen mit Tinnitus, fast vollständig ohne Kontakt zu Ihrem Körper zu sein. Wenn man sie fragt, wie sie sich fühlen, spüren sie oft unterhalb des Genicks nichts anderes als Verspannungen und Schmerzen. Die meisten von Ihnen fallen wahrscheinlich in diese Kategorie.

Deshalb ist eine angenehme, wohltuende und entspannende körperliche Betätigung so wichtig. Den direkten Kontakt von warmen, fürsorglichen

Händen zu fühlen, die wissen, was sie tun, wird Ihr System beruhigen und wird Ihnen dabei helfen zu fühlen, wie es Ihrem Körper geht. Sobald sich Ihr Körper entspannt, hört Ihr Verstand auf zu rasen und beginnt herunterzufahren. So fühlen Sie sich ein bisschen mehr mit dem verbunden, was sich gut anfühlt.

Für mich war manuelle therapeutische Arbeit an meinem Körper ein absolutes Gottesgeschenk, wenn der Tinnitus schlimm war. Mein Körper begann Ruhe, Sicherheit und Wohlbefinden zu erfahren, was meinem Nervensystem unmittelbar dabei half, aus dem Alarmzustand herauszukommen. Es half viel mehr, als ich es damals realisierte. Bitte, tun Sie sich einen riesigen Gefallen, finden Sie einen guten Therapeuten und gehen Sie regelmässig zu ihm. Einmal die Woche während einiger Monate sollte Ihnen wirklich dabei helfen, eine gute Verbindung zu sich selbst zu finden.

Ihr Verstand wird vermutlich sagen: „Oh, das hilft doch nichts. Wie soll das meinen Tinnitus stoppen? Ich möchte, dass er JETZT aufhört! Mein Tinnitus ist immer noch nicht verschwunden. Oh, die Person weiss doch gar nicht, wie es ist. Ich brauche Pillen und eine schnelle Heilung eher als all dieses alternative Zeug. Ich hatte drei Massagen und mein Tinnitus ist nicht besser geworden. Das ist nutzlos. Niemand kann mir helfen. Das wird nie aufhören." Wenn Sie merken, dass der Saboteur Ihren Verstand übernimmt und versucht, jeden hilfreichen Plan zu sabotieren, dann glauben Sie mir, dass diese Massnahmen greifen, und befehlen Sie dem Saboteur, ruhig zu sein!

Erkennen Sie an, dass Sie wollen, dass es Ihnen besser geht, anstatt im Elend zu schmoren. Lernen Sie, dass es hilft, wenn Sie sich darum kümmern, wie Sie sich auf jedem Level fühlen und Sie sich Ihrer Bedürfnisse annehmen. Bis Sie das selber versucht haben, werden Sie mir einfach vertrauen müssen. Holen Sie sich Unterstützung und beginnen Sie damit, die Veränderungen zu erleben. Einfach nur in Ihrem Kopf zu bleiben und all dies nur verstandesmässig zu lesen, reicht nicht einmal aus, um an der Oberfläche zu kratzen.

Wir alle haben die Tendenz, Dinge zu sabotieren, von denen wir wissen, dass sie gut für uns sind, besonders wenn wir auf diesem Level unten sind. Wie glauben Sie, sind wir überhaupt hierhin gelangt?

Mit Ihrem Körper verbunden zu sein, ist sehr hilfreich. Je mehr Sie sich darauf fokussieren können, wie sich Ihr Körper anfühlt, desto mehr können Sie Ihren Verstand vom Tinnitus wegkriegen. Die Craniosacral-Therapie wirkte unglaublich gut bei mir. Ich war fortwährend überrascht, wie ich mich als entspannt wahrnahm und plötzlich konnte ich loslassen und versank in einen köstlichen Zustand von Ruhe. Dann, nach einer gewissen Zeit, erreichte ich ein völlig neues Level der Ruhe und des Wohlbefindens, welches ich offen gestanden vorher nie gekannt hatte. Sich zu entspannen ist vielschichtig und scheint immer noch tiefer zu gehen. Gerade wenn Sie glauben, Sie seien entspannt, mit Hilfe, mit Körpertherapien und Unterstützung, dann entspannen Sie plötzlich um ein Hundertfaches mehr. Ein kritischer Punkt beim Entspannen ist: Ihr Körper braucht Ihre Aufmerksamkeit. Wenn Sie jemanden an Ihrem Körper arbeiten lassen, hilft das, Ihr ganzes Bewusstsein in Ihrem Körper zu sammeln, und das führt zur Entspannung.

Auf dem Level 1 ist es grossartig, dass Sie das überhaupt lesen, denn dies ist ein Schritt in die richtige Richtung. Lesen Sie dieses Buch durch, bis Sie es vollständig verstanden haben. Es ist an und für sich bereits unterstützend. Es ist meine Absicht, Sie dazu zu inspirieren, dass Sie lernen, auf sich selber Acht zu geben und Ihnen Hoffnung und Motivation zu geben. Ich war am Boden und kämpfte jahrelang gegen den Tinnitus. Ich habe mich nie so wohl gefühlt wie jetzt. Bitte erkennen Sie, dass es möglich ist.

Klienten, die in meiner Praxis rund sechs Behandlungen erfahren, merken, dass die Dinge beginnen, sich viel bewältigbarer anzufühlen. Der Tinnitus belästigt sie nicht mehr so sehr und sie sind fähig, sich klarer darauf zu fokussieren, was ihnen gut tut. Diejenigen, welche die Ratschläge in diesem Buch befolgen und üben, sich auf ihren Körper zu fokussieren, machen viele Fortschritte.

Um aus dem „Festgefahren" herauszukommen und ein Level höher zu steigen, sind regelmässige körperliche und geistige Therapien sehr wichtig. Denken Sie daran, Loslassen wird erst wirklich möglich, wenn Sie Unterstützung haben. Es ist so viel leichter, wenn Sie bei jemandem „abladen" können. Wenn diese Person neutral und nicht manipulativ ist und diese Unterstützung auf einer regelmässigen Basis stattfindet, werden Sie nicht umhinkommen, Nutzen daraus zu ziehen. Sie müssen schon ziemlich entschlossen sein, sich elend zu fühlen, um keine Erleichterung zu spüren.

Sobald Sie beginnen, sich einen neutralen Raum zu kreieren, wo Sie sich mit Ihrem Innern auseinandersetzen können, fangen Sie an, Ihre Probleme loszuwerden und sich auf den Weg des Loslassens zu begeben. Finden Sie jemanden, bei dem Sie sich wohlfühlen, und erlauben Sie es sich, sich selbst zu entlasten und bei ihm abzuladen. Dafür werden sie schliesslich bezahlt.

Menschen mit Tinnitus sind Weltmeister darin, Dinge nur einmal auszuprobieren und zu sagen, es sei nutzlos und dann zum Nächsten überzugehen. Bitte seien Sie sich bewusst, dass Sie, wenn Sie von einem zum anderen flattern, nirgendwohin kommen. Heute lehne ich es ab,

Menschen mit Tinnitus zu behandeln, welche sich nicht für mindesten sechs Behandlungen einschreiben. Das stellt für gewöhnlich sicher, dass sie es ernst meinen, dass sie auf dem richtigen Weg sind und eine Ahnung davon haben, in welche Richtung es gehen soll, und dass sie in der Regel beginnen, sich besser zu fühlen. Das motiviert sie, mit der Matrix weiterzuarbeiten bis zu einem Level, auf dem sie sich zufrieden fühlen. Diejenigen, welche nur für ein paar Behandlungen kommen, bleiben normalerweise stecken.

Einige von Ihnen mögen denken, es sei doch alles in Ordnung mit Ihnen. Mein Rat ist in eine Körper basierte Therapie zu gehen, damit Sie anfangen können herausfinden, wie Sie sich wirklich fühlen. Sie haben Tinnitus. Das ist Grund genug, sich Hilfe zu holen.

Wie bereits erwähnt, ist es nicht hilfreich zu versuchen, den Tinnitus auf diesem Level stoppen zu wollen. Nehmen Sie nicht den letzten Aufstieg zum Mount Everest unter die Füsse, bevor nicht alle Ihre Sherpas und Ausrüstungsgegenstände bereit sind. Sie haben noch einen langen Weg vor sich. Behalten Sie Ihre Ziele in Reichweite und seien Sie realistisch. Versuchen Sie jetzt, in diesem Moment sich auf alles auszurichten, was Ihren Körper sich entspannter und angenehmer fühlen lässt, und was es Ihnen erlaubt, richtig loszuheulen, Ihren Emotionen freien Lauf zu lassen und Ihren Kopf zu leeren. Was wirklich hilft, ist, jemanden zu finden, der Ihnen richtig ZUHÖREN kann und ein Gespür dafür bekommt was, Sie gerade durchmachen. Ausgebildete Therapeuten sind dafür am besten geeignet.

Zu versuchen den Tinnitus zu stoppen, ist nur eine andere Art, sich auf ihn zu fokussieren. Sie müssen Ihren Fokus wegnehmen, und zwar gerade jetzt.

Stellen Sie Ihren Tinnitus ins „hinterste Regal", auch wenn er heult. Richten Sie Ihren Fokus und Ihr Hauptziel auf alles, was Sie sich wohlfühlen lässt. Es spielt keine Rolle, ob Sie jeden Tag eine Stunde im Whirlpool liegen oder kopfüber von den Dachbalken hängen. Werden Sie zum Studenten des Wohlfühlens, der immer länger werdende Abschnitte von Ruhe, Entspannung, Gelassenheit und von fröhlichen Aktivitäten erlebt. Das hilft gegen den Tinnitus. Sich selber ans Limit zu treiben nicht!

Falls Sie Kinder haben, um die Sie sich kümmern müssen oder dringende geschäftliche Verpflichtungen, planen Sie regelmässige Auszeiten ein. Sollte das scheinbar unmöglich sein, dann müssen Sie sich wirklich überlegen, ob Ihr Lebensstil für Sie der richtige ist. Menschen mit Tinnitus treiben sich selbst oft in die Überforderung, wo das Bedürfnis nach Geld, Macht und Anerkennung wichtiger scheint, als sich wohlzufühlen. Ihr Körper stellt eine Realität dar, mit der Sie sich auseinandersetzen müssen. Wenn Sie den Tinnitus loslassen wollen, müssen Sie etwas ändern. Je mehr Sie Ihr unterstützendes Netzwerk aufbauen, desto mehr werden die Dinge bewältigbarer und das Wohlbefinden wird zurückkehren.

Die Kraft, die man im direkten Kontakt mit jemandem, der ruhig und glücklich ist, erfährt, ist ausserordentlich wichtig. Auf diesem Level ist das essentiell, glaube ich. Jedenfalls hilft Ihnen dies dabei, positive Reserven aufzubauen. Und damit meine ich alle Dinge, die Ihnen Wohlbefinden verschaffen.

Was mir durch schwierige Tage geholfen hat, war: Im Whirlpool zu liegen, zu schwimmen, mit dem Hund spazierenzugehen, zu lachen, langes Duschen mit dem Wasserstrahl entlang meiner Wirbelsäule, richtig loszuheulen, Zeit mit zufriedenen, positiven Menschen zu verbringe, nicht über meinen Tinnitus zu sprechen und immer alle damit zu behelligen, depressive und „aussaugende" Menschen zu meiden, alle stressenden Dinge in meinem Leben loszulassen, Nachrichten ab- und eine Komödie einzuschalten, lange Bäder mit Lavendel und Kerzenlicht zu nehmen, der Duft von Rosen, Rosenöl auf mein Kopfkissen zu träufeln, sanfte, schöne Musik zu hören, lange Zeitabschnitte damit zu verbringen, nichts zu machen, mit jemandem zu sprechen, dem mein Wohlbefinden am Herzen liegt, an der Sonne zu liegen, in einer Hängematte am anderen Ende des Gartens zu schaukeln, mitten am Tag mitten im Wohnzimmer und mitten auf dem Boden zu liegen und nichts zu tun, schönen Erinnerungen nachzuhängen, schöne Orte, ein bisschen mehr zu lachen, Köstliches und Gesundes zu kochen, zu fotografieren, zu lernen, wie man mit dem Computer umgeht, in die Ferien zu gehen, Salsa-Tanzen zu lernen, schottischer Volkstanz, ins Kino zu gehen und erbauende, leichte Wohlfühlfilme zu sehen, ohne Ende inspirierende Bücher zu lesen, zu töpfern, Weinverkostungen, Sprachen zu lernen. Alle diese Dinge haben mir wirklich geholfen. Es lenkte den Fokus vom Tinnitus weg, machte mich glücklicher, brachte mich in Verbindung mit anderem und entspannte mich.

Um ehrlich zu sein, als mein Tinnitus schlimm war, war diese Liste der Dinge, die mich glücklich machten, viel kürzer. Natürlich war sie es. Ich war so weit weg von allen Dingen, die ich an meinem Leben liebte, und genau das war Teil des Problems. Aber je mehr ich auf mich Acht gab, desto länger wurde diese Liste, desto besser fühlte ich mich und desto mehr trat der Tinnitus in den Hintergrund.

Was sind Ihre Ressourcen? Was macht Sie glücklich, inspiriert, entspannt, hoffnungsvoll? Wie viel Auszeit haben Sie und wie viel Spass lassen Sie in Ihr Leben? Das Kernproblem hierbei ist, wie liebevoll und nett Sie zu sich selbst sind. Wir Tinnitusmenschen neigen dazu, uns selbst zu tyrannisieren, herumzukommandieren, anzutreiben und ziemlich unnachgiebig und bestenfalls fordernd zu sein. Lernen sich selbst gut zu behandeln, ist gleichbedeutend mit liebevoll und nett zu sich zu sein.

Es ist wirklich essentiell für Sie, die guten Dinge in Ihr Leben zu lassen, welche Sie brauchen, um sich wohlzufühlen. Beginnen Sie auf sich Acht zu geben und alle Dinge, die Sie sich ersehnen, zuzulassen. Seien Sie nett und liebevoll zu sich, wie Sie es zu einem Kind wären, und hören Sie auf, sich anzutreiben und so viel von sich zu fordern und zu erwarten. Gestatten Sie sich selbst eine Pause. Sie müssen lernen, was Ihnen hilft und was Sie glücklich macht. Sobald Sie dies erkennen und beginnen, das in Ihr Leben zu lassen, wonach Sie sich sehnen, wird Ihr Tinnitus Ihnen zeigen, dass Sie auf dem richtigen Weg sind, und in den Hintergrund treten.

Viele Menschen mit Tinnitus sagen, Sie hätten Jobs, Familien und Verbindlichkeiten, aus denen Sie sich nicht lösen könnten und die Ihnen keine Zeit für sich selbst liessen. Das Problem ist allerdings wahrscheinlich, dass sie nicht nein sagen, keine klaren Grenzen setzen können und nicht wissen, wie sie einfordern können, dass man sie in Ruhe lässt. Seien wir doch ehrlich: Das Beste für unsere Familien und geschäftlichen Angelegenheiten ist, wenn es uns gut geht und wir glücklich sind. Je mehr wir auf uns Acht geben, desto mehr können wir in unsere Beziehungen zuhause und bei der Arbeit einbringen.

Es geht einfach nur ums Loslassen. Wir brauchen Unterstützung und positive Ressourcen, woraus wir über eine gewisse Zeit Kraft schöpfen können, damit wir loslassen können. Bitte geben Sie sich genügend Zeit.

Auf diesem Level rate ich dringend zu wöchentlicher Therapie, Beratung und Körper basierten Behandlungen. Erwarten Sie zu Beginn keine Wunder. Das ist keine Schnellbehandlung, obwohl einige Leute schon zu Beginn grosse Verbesserungen erleben, was eine grosse Erleichterung darstellt. Mein Rat ist, mit den Behandlungen fortzufahren.

Am allermeisten wollen Sie ja, dass sich Ihr Tinnitus jetzt sofort bessert, aber seien Sie geduldig und versuchen Sie Ihre Ziele erreichbar zu halten. Das Ziel ist, was immer Sie sich jetzt besser fühlen lässt. Sie werden mit Ihrem Tinnitus viel unmittelbarer umgehen können, sobald Sie sich ein positives Netzwerk der Unterstützung aufgebaut haben und ein Level weitergekommen sind. Auf dem aktuellen Level reicht es, ein Gefühl fürs Wohlbefinden zu entwickeln. Halten Sie Ihre Sherpas und Ausrüstungsgegenstände bereit, bevor Sie den Aufstieg beginnen. Bauen Sie Ihre positiven Ressourcen auf und nehmen Sie sich dazu auch ein wenig Zeit.

Können Sie eine Liste der Dinge erstellen, die Sie sich besser fühlen lassen? Was gibt Ihnen Kraft und was entspannt Sie?

Ich rate Ihnen inständig, regelmässig Kurse wie Tai Chi, Yoga, Entspannungsübungen, Pilates oder Alexander Technik zu besuchen. Die Unterstützung der Kursleiter und der Leute um Sie herum wird Ihnen enorm helfen. Wie schon gesagt, finden Sie Informationen hierüber im Internet oder in Buchhandlungen. Machen Sie einen ganzen Kurs, bevor Sie urteilen, ob es gut ist für Sie oder nicht. Lassen Sie es zuerst einmal wirken.

Technik 1: Krisenbewältigung

Wenn Sie in einer Krise sind, versuchen Sie Ihre Füsse zuerst 15 Sekunden lang in eine Schüssel mit angenehm warmem Wasser zu tauchen und anschliessen in eine Schüssel mit kaltem Wasser. Wechseln Sie das während gut 10 Minuten ab. Achten Sie darauf, wie Ihr Fokus sich mehr in Ihren Körper verlagert. Diese einfache Technik ist toll, um Sie herunterzufahren, Sie aus Ihrem Kopf zu befreien und panische Gedanken zu vertreiben. In Momenten der Verzweiflung wird dies den Druck wegnehmen und wird dazu beitragen, Ihre Aufmerksamkeit von Ihrem Kopf abzulenken. Probieren Sie es aus und fühlen Sie es selbst.

Level 2: **Kämpfen**

Wenn wir Hilfe erhalten, kann das eine wirklich interessante Zeit sein. Ich merkte, wie ich aus etwas herauskam, was sich wie eine betäubende Niedergeschlagenheit angefühlt hatte und ich begann zu spüren, wie ich mich emotional, physisch und mental fühlte. Ich entdeckte, dass ich voller Ärger und Frustration war und mein Körper viel „Gepäck" zu tragen hatte.

ABER schliesslich habe ich meine Geschichte jemandem erzählt. Ich wurde gehört und unterstützt und ich merkte, wie ich anfing, einen riesigen Stau von Zeugs anzugehen und abzuladen, von dem ich nicht einmal wusste, dass es da war. Es war eine schwierige Zeit, aber ich fühlte, wie sich etwas veränderte. Obwohl die Behandlungen sehr herausfordernd sein konnten, begann ich, mich leichter zu fühlen, mich zu entspannen und loszulassen. Mit der Zeit fiel es mir deutlich leichter, bei anderen Hilfe zu holen und mich Ihnen zu öffnen. Ich hatte keine Vorstellung, wie viel Zeugs sich in meinem Inneren angehäuft hatte.

Im Level 2 geht es um den Kampf mit dem Tinnitus. Es ist, als hätte man einen Feldwebel in sich drin, der einen herumkommandiert und an der kurzen Leine führt.

Aufmerksam angehört zu werden, ist für Menschen auf diesem Level besonders wichtig. Wahrscheinlich schieben Sie die Schuld auf einen Tauchunfall, eine Injektion, einen lauten Bohrer, auf Medikamente, die Erkältung und eine Anzahl von Menschen, Ereignissen und Situationen. Es scheint so, wie wenn all dies Ihren Tinnitus verursacht und überhaupt nichts mit Ihnen zu tun hätte. Eine Therapie kann Ihnen dabei helfen, das Gegenteil zu erkennen.

Dies ist das Level, auf dem endlos sorgenvolle Gedanken wie Geier auf Ihren Verstand einhacken: „Hätte ich nicht X gemacht, wäre der Tinnitus nicht aufgetaucht. Der miese XY. Ich fühlte mich gut, bevor sie mir Y antaten." Das ist der klassische Zeitpunkt, an dem man mit dem Finger auf lärmige Nachbarn, rücksichtslose Partner und unausstehliche Therapeuten zeigt, die alles nur schlimmer machen. Sie werden herausfinden, dass Sie es sich selbst sehr schwer gemacht haben und sich selbst gequält haben mit Gedanken wie: „Ich kann das nicht akzeptieren. Ich hatte doch immer die Kontrolle. Ich will meine Ruhe zurück. Ich möchte mein Verhalten mir selber gegenüber nicht verändern und keine verdammten Entspannungsübungen machen. Nein, Nein, Nein!"

Äussern Sie sich. Lassen Sie alles heraus. Wenn Sie die Unterstützung eines Therapeuten haben, ist es einfach grossartig, ehrlich sein zu dürfen und Ihre Gefühle mit ihm zu teilen. Sie können damit anfangen herauszufinden, wie Sie wirklich sind. Gegen den Tinnitus ist es am besten, ruhig und gelassenen zu sein, aber höchstwahrscheinlich haben Sie Tinnitus, weil Sie einfach Ihre Gefühle verdrängt haben. Sie werden herauskommen müssen, damit Sie sie loslassen können. Mit einem guten Therapeuten kann dieser Prozess sorgfältig und langsam umgesetzt werden und Sie können besser damit umgehen. Leicht auf die Bremse zu treten, ist heilsamer, als sich kopfüber in einen überfordernden Prozess zu stürzen.

Viele Menschen gehen durch eine Phase, wo sie sich fragen: „Warum ich? Warum sollte ich auf mich Acht geben? Mir sollte es doch gut gehen. Mit mir stimmt doch alles!" Sollte dies passieren, brauchen Sie jemanden, dem Sie das anvertrauen können, z.B. einen Therapeuten.

Es ist nicht gut, all dies bei Ihrem Partner oder Ihren Liebsten abzuladen. Das zieht diese mit herunter und lässt Sie voller Hoffnungslosigkeit und

Zweifel zurück, erschöpft und am Ende Ihrer Geduld. Therapeuten sind eine viel stärkere Unterstützung, weil Sie neutral und Ihnen nicht verpflichtet sind. Auch wenn sie von dem, was Sie erzählen betroffen sind, können sie stark bleiben und werden nicht von Ihnen vereinnahmt. Das bringt mehr Raum in dieses überladene „Gepäck", welches wir mit uns herumtragen, und erlaubt es uns, alles zu verarbeiten und auf eine sichere, transformierende Art zu erörtern.

Auf dem Level **„Kämpfen"** sind die Gedanken bereits anders als auf Level 1. Allein schon die Tatsache, dass Sie bereit sind, das Problem anzugehen, bedeutet, dass Sie die Möglichkeit akzeptieren, dass Ihr Tinnitus besser wird. An diesem Punkt beginnen die Menschen, ihre Symptome zu hinterfragen und ob er tatsächlich für immer da sein wird oder vielleicht ein bisschen besser werden könnte.

Sie werden möglicherweise feststellen, dass Ihr Tinnitus reagiert und lauter wird, wenn Sie während Therapiesitzungen Ärger oder Wut empfinden. Aber glauben Sie mir, es ist es wert, sich diese Dinge von der Seele zu reden; dies erlaubt es Ihnen, später zur Ruhe zu kommen. Während ich mich durch die ersten Level der Genesung durchkämpfte, erlebte ich manchmal, wie mein Tinnitus nach einem Schritt vorwärts für ein paar Tage reagierte und schwankte.

Auf diesem Level fragen mich die Menschen dauernd: „Wird sich mein Tinnitus verschlimmern?" Die ehrliche Antwort darauf ist, dass wir zeitweise leichte Verschlimmerungen durchmachen werden, aber dass sich das Nervensystem zum Glück beruhigt und Sie sich ruhiger fühlen. Wenn nach einer Behandlung der Tinnitus lauter wird, so ist dies oft, weil sich etwas verändert und von Ihrem Nervensystem bearbeitet wird. Sie empfinden dies dann als wichtig und angemessen, selbst wenn Sie für einen oder zwei Tage ein wenig emotional oder überreizt sind. Gemäss meiner Erfahrung bessern sich die Dinge leicht nach jedem „Aufblitzen" und nach einer gewissen Zeit ist eine positive Tendenz feststellbar.

Ich kann mich daran erinnern, wie es mich schockierte, als ich plötzlich merkte, dass mir niemand in meiner Familie wirklich zuhörte. Natürlich sprachen wir täglich miteinander, aber niemand nahm je meine wirklichen Bedürfnisse wahr, weil sie alle ihre eigenen Schwierigkeiten hatten. Wir waren alle festgefahren; so konnte keiner für den anderen da sein.

Ich bemerkte, wie ich mich und meine Gefühle als Verteidigungsmassnahme verschloss. Auch wenn es zu dieser Zeit eine Herausforderung war, sich damit abzufinden, bedeutete diese Erkenntnis einen Wendepunkt auf meiner Reise, meine eigenen Bedürfnisse zu befriedigen. Zum allerersten Mal wurden meine Bedürfnisse voll befriedigt, ich wurde gehört und wahrgenommen. Das Gefühl der Erleichterung war ausserordentlich.

Ich weiss genau, wie normal sich das für Tinnitusmenschen anfühlt: Das Bedürfnis gehört und anerkannt zu werden. In dieser Lage geht es darum, andere Leute wissen zu lassen, wie schlimm es ist, und dass sie sich dieses anhören und auf Sie hören. Wie oft werden wir dadurch frustriert, dass uns niemand ernst zu nehmen scheint oder nicht verstehen, wie es sich anfühlt?

Praktisch jeder meiner Klienten sagt mir irgendwann: „Oh, Julian, zumindest du hast das durchgemacht und weisst, wie das ist. Das ist so eine Erleichterung für mich und einer der Hauptgründe, warum ich zu dir komme."

Auf diesem Level ist Realitätsverweigerung normal. Sie mögen glauben, dass mit Ihnen alles stimmt und Sie keine Therapie brauchen. Bitte denken

Sie daran, dass, wenn es Ihnen wirklich gut ginge, Sie keine brennenden Probleme und alle Ihre Lebenserfahrungen vollständig verdaut und verarbeitet hätten, Sie dann den Tinnitus ziemlich leicht loslassen könnten. Wenn Sie Tinnitus haben, der nicht weggeht, dann ist das ein Zeichen, dass etwas losgelassen werden muss.

Sie können sich wahrscheinlich daran erinnern, wie Sie als Teenager, sobald Sie nach einem lauten Konzert den Kopf auf das Kissen legten, auch Tinnitus bemerkten, der dann aber am Morgen verschwunden war. Jedenfalls, wenn Ihr Tinnitus immer noch da ist, ist dies ein Zeichen, dass etwas verändert werden muss, da Sie nach wie vor an ihm festhalten.

Die einzigen Ausnahmen sind Taubheit oder teilweise Taubheit, die dazu führt, dass Sie sich anstrengen müssen, um etwas zu hören. Das erhöht Ihre Sensibilität, was zu Tinnitus führen kann. Weil Sie nicht gut hören, wird Ihr Nervensystem überempfindlich, damit es mehr Informationen von der Aussenwelt aufnehmen kann. Wenn man sich so anstrengt, führt das dazu, dass man innere Geräusche als Tinnitus wahrnimmt.

Abgesehen davon, gibt es einen ziemlich seltenen medizinischen Grund, der zu Tinnitus führen kann, das sogenannte Akustikusneurinom. Manchmal werden Menschen zu einer Gehirnuntersuchung geschickt, obwohl die Erfolgsaussichten gering sind. Ich bin immer wieder erstaunt, wie viele Menschen dem ausgesetzt werden. Wie oft werden wir zu einem MRI geschickt, wenn wir Kopfweh haben? Es sieht fast so aus, wie wenn Ärzte einen zur Untersuchung schicken, weil sie nicht wissen, wie sie mit dem Tinnitus sonst umgehen sollen. Menschen mit Tinnitus sind verängstigt und greifen nach jedem Strohhalm, in der Hoffnung, es sei dieses oder jenes, und sie das deshalb abklären müssten. Aber wenn sie während der Abklärungen gestresst werden, kann als Folge davon der Tinnitus schlimmer werden. Wie oft führen Abklärungen dieser Art eher zu Ängsten, anstatt jemandes Wohlbefinden wirklich zu verbessern?

Der Punkt ist, dass die allermeisten der Tinnitusfälle davon herrühren, dass man sich im Alarmzustand befindet. Dies kann man ändern. Wenn Sie überzeugt sind, sich der Mühsal eines MRI, CT oder ähnlicher Untersuchungen aussetzen zu müssen, dann berücksichtigen Sie bitte auch, sich ein unterstützendes Netzwerk und therapeutische Hilfe bereitzustellen. Dies hilft Ihnen eher, in einen Zustand zu gelangen, in dem Sie den Tinnitus loslassen können.

Auf dem Level 2 kann der Tinnitus wirklich frustrierend sein. Er kann beim geringsten Anlass aufflackern. Sogar sich zu entspannen, kann Sie dazu bringen, den Tinnitus verstärkt zu bemerken, obwohl Sie sehr zentriert und Ihrer Befindlichkeit bewusst sind. Dies ist ein ausserordentliches Paradoxon. Sie fühlen sich zwar besser und klarer, aber wenn all das Chaos und die Aufregung abflauen, bemerken Sie den Tinnitus verstärkt.

Ich kann mich erinnern, dass ein klarerer Kopf nur dazu führte, dass ich mir des Tinnitus noch mehr bewusstwurde, als meine rasenden Gedankenprozesse begannen sich zu beruhigen. Wenn der Sturm abzieht, sticht der Grund der Irritation umso mehr hervor. Das kann sehr herausfordernd sein. Aber Sie müssen sich fragen, was besser ist: Verloren zu sein im Meer der chaotischen Gedanken und Ablenkungen, die den Tinnitus übertönen, oder ruhig und klar zu sein und so den Tinnitus in all seiner Pracht wahrzunehmen zu können?

Auch wenn der Tinnitus manchmal wie ein entzündeter Daumen stechen kann: Sobald Sie sich ruhig und friedvoll fühlen, sind diese Momente entscheidend. Sie beginnen, sich ganz mit dem Tinnitus zu konfrontieren, von Angesicht zu Angesicht. Manchmal scheint es nötig, den Tinnitus voll und ganz zu erleben und gleichzeitig zu lernen, mit ihm auszukommen, bevor er beginnt, sich zurückzuziehen. Ihre Reaktion wird eine entscheidende Kraft werden in Bezug auf das weitere Geschehen. Sie können entweder negativ reagieren und sich selbst wütend machen oder, was ich empfehle, die Techniken am Ende dieses Levels versuchen. Wenn Sie fähig werden wollen, dem Tinnitus direkt und frontal zu begegnen, machen Sie sich das Praktizieren von Wohlfühl-Techniken zur regelmässigen Gewohnheit. Je mehr Sie das tun, desto mehr wird Ihr Unterbewusstsein beginnen, den Tinnitus mit Entspannung und Wohlbefinden zu verknüpfen und umso unbedrohlicher wird er werden.

Die Technik am Ende dieses Kapitels ist etwas vom Nützlichsten im ganzen Buch. Während ich diese früher anwendete, um den Tinnitus loszulassen, verwende ich sie nun, wo ich das Problem nicht mehr habe, immer noch, um mich zu entspannen und zu beruhigen. Es hilft enorm, wenn das Leben Herausforderungen stellt, wenn ich wütend bin, Schmerzen habe, verwirrt oder erschöpft bin. Lernen sich auf den Körper zu konzentrieren, kann die Art, wie wir mit Schwierigkeiten umgehen, verändern.

Ein Rat, wie Sie eine wirklich entspannende Therapiesitzung haben können: Wenn Sie bemerken, dass Sie nach einer Behandlung wirklich loslassen, abschalten und dann aber plötzlich Ihren Tinnitus vermehrt hören, kann es sehr verlockend sein, dem Therapeuten, der Ihnen geholfen hat, die Schuld zu geben. Möglicherweise müssen Sie durch eine Phase hindurch, in der Sie das ganze Ausmass erkennen, wie es Ihnen geht, sei es gut oder schlecht. Schlechte Dinge können für einige Menschen schwer zu akzeptieren sein wie zum Beispiel der Tinnitus, negativ, ungeduldig, destruktiv, kritisch, getrieben, aggressiv usw. zu sein. Ich rate Ihnen, mit der Therapie fortzufahren und sich darauf zu fokussieren, wie Ihr körperliches

Wohlbefinden zunimmt. Halten Sie durch. Einige Leute geben in diesem Stadium auf, was jammerschade ist, da sie ja kaum mit ihrer Arbeit begonnen haben. Vielleicht müssen Sie sich wirklich ein wenig verwöhnen, während Sie sich durch dieses herausfordernde Level kämpfen. Zu lernen, was hilfreich ist, ist jedoch ein wichtiger Teil des Prozesses.

Wenn Sie beginnen sich mit Ihren Gefühlen zu verbinden, können Sie spüren, wie Ihr Körper müde, verspannt und voller Schmerzen ist. Viele Menschen mit Tinnitus behandeln ihren Körper wie einen Arbeitsgaul und kümmern sich nicht sehr um ihn. Auch wenn es unangenehm sein mag, sich damit auseinanderzusetzen, ermutige ich Sie dazu, diese Dinge mit einem Körpertherapeuten zu bearbeiten, um einiges von dieser Anspannung zu lösen. Es wird mit der Zeit leichter, aber sich mit Schwierigkeiten auseinanderzusetzen ist eine der wichtigsten Arbeiten, die Sie für sich selbst ausführen. Hier können Sie Fortschritte erzielen. Das ist auch der Grund, weshalb Sie die Unterstützung eines Therapeuten benötigen. Level 2 scheint sich oft anzufühlen wie das Motto „Ohne Fleiss, kein Preis".

Sie treffen vielleicht auf Gefühle, von denen Sie nicht wussten, dass es sie gibt. Nehmen Sie die Unterstützung Ihres Therapeuten in Anspruch, um jedes auftauchende Problem anzugehen. Sie sind dafür ausgebildet, Ihnen zu helfen.

Die Herausforderung dieses Levels ist, sich zu hinterfragen, wie Sie Veränderungen in Ihren Lebensstil einbringen und Ihrem Körper und Verstand näherkommen. Wenn Sie eine Therapie beginnen und zusätzliche Unterstützung in Ihr Leben holen, ist das ein riesiger Schritt in die richtige Richtung. Das alleine wird Sie innerhalb von einem oder zwei Monaten höchstwahrscheinlich ein oder zwei Levels auf der Matrix weiterbringen.

Seien Sie währenddessen gut zu sich. Gehen Sie nicht an die Grenze. Sich selbst zu mobben, sich selbst zu erschöpfen oder sich zu viel aufzuladen, sind Sachen, die Sie ernsthaft stoppen müssen. Gönnen Sie sich genügend Auszeit und lassen Sie so viel Spass und Humor wie möglich in Ihr Leben fliessen. Hören Sie auf damit, sich selbst allzu ernst zu nehmen und nehmen Sie sich so, wie Sie sind.

Wer hat hier eigentlich das Kommando – der Tinnitus oder Sie? Ist wirklich der Tinnitus schuld oder ist es nur Ihr Körper, der darauf reagiert, wie Sie ihn behandeln?

Etwas vom Nützlichsten, was Sie auf diesem Level tun können, ist sich bewusst zu werden, wie gut Sie mit sich selbst umgehen. Wann gaben Sie sich das letzte Mal eine anständige Auszeit? Wie viel Ruhezeit haben Sie am Tag? Was tun Sie, was Sie sich regelmässig glücklich, ruhig und zentriert fühlen lässt? Wie viel Unterstützung haben Sie? Die Botschaft, die Sie hierbei verinnerlichen müssen, ist, sich gut um sich selbst zu kümmern. Nehmen Sie sich Zeit, um sich Ihrer echten Gefühle bewusst zu werden. Hier folgt eine wirklich nützliche Technik, um sich mit dem zu verbinden, wie Sie wirklich sind. Je mehr Sie sich Ihres Inneren bewusstwerden, desto leichter können Sie loslassen. Denken Sie daran: Wir können nichts loslassen, was wir nicht kennen. Also schauen Sie doch einmal, was in Ihnen vor sich geht.

Technik 2: Anspannen und Entspannen

Hören Sie auf zu denken und beginnen Sie zu fühlen! Diese Übung verbindet Sie wirklich mit Ihrem Körper und Sie finden heraus, was er braucht. Lernen Sie zu fühlen, wie Ihr Körper Ihr Leben und Ihre Erfahrungen bewältigt. Diese Übung steigert Ihr Körperbewusstsein.

Legen Sie sich irgendwo bequem hin, vorzugsweise nicht auf Ihr Bett (es sei denn, Sie wollten schlafen) und stellen Sie sicher, dass Sie warm genug haben. Ich mag es, mit einem Kissen unter meinem Kopf mitten auf dem Teppich zu liegen und ein zweites unter meinen Knien. Sollten Sie sich besonders schlecht fühlen, nehmen Sie zuerst ein langes Bad oder eine lange Dusche oder versuchen Sie doch die Technik mit dem abwechselnd heissen und kalten Wasser aus dem Level 1.

Fokussieren Sie sich auf Ihre Füsse. Erspüren Sie alles, was sie Ihnen zeigen. Nehmen Sie alles wahr, was Sie spüren, welcher Fuss sich angenehmer anfühlt und ob Sie Ihre Socken spüren. Sind die Füsse heiss, kalt, kribbelig, gefühllos, verspannt usw.? Gibt es Stellen, die Sie nicht spüren? Fühlt sich ein Fuss grösser an als der andere? Kippt einer mehr zur Seite? Nehmen Sie so viele Informationen wie möglich von Ihren Füssen auf. Dann spannen Sie Ihre Fussmuskeln sanft und langsam an und entspannen sie wieder.

Während dem Anspannen ist es einfacher, genau zu fühlen, wo die Füsse sind. Beobachten Sie beim Entspannen, ob Sie immer noch merken, wie sie sich anfühlen. Verschwindet die gefühlte Wahrnehmung, wenn Sie entspannen? Hat sich das Gefühl verändert, wenn Sie entspannen? Fühlen Sie Müdigkeit, Schmerzen, Angespanntheit usw.? Wenn Sie nichts spüren, spannen Sie wieder an. Beobachten Sie einfach, wie es sich anfühlt.

Machen Sie sich keine Sorgen, wenn die Wahrnehmung anfänglich nicht klar ist. Stellen Sie sich selbst Fragen über die Temperatur, Grösse, Lage, Angespanntheit usw. jeden Teils der Füsse. Zum Beispiel: Fühlt es sich so an, als ob einer mehr Abstand zum Boden habe? Sie wissen, dass beide auf gleicher Höhe sind. Aber manchmal fühlt sich einer an, als ob er höher liege oder er weiter entfernt vom Kopf sei als der andere.

Dann gehen Sie zu den nächsten Muskeln – den Wadenmuskeln. Wenden Sie dasselbe Muster an wie vorher: 1. Sich auf das Gefühlt dort konzentrieren, 2. Anspannen und Entspannen, 3. Reaktionen erspüren. Es geht nicht darum, etwas zu erfinden, vorzugeben oder zu analysieren. Es geht schlicht und einfach darum, Ihr Körpergefühl in Ihr Bewusstsein zu bringen. Sie müssen nichts tun, ausser die Informationen zu Ihnen kommen zu lassen.

Gehen Sie so durch Ihren ganzen Körper. Wenn Ihnen in irgendeinem Teil etwas auffällt, dann nehmen Sie so viele Details wahr, wie Sie wollen. Seien Sie nicht überrascht, wenn Sie zu zucken beginnen oder plötzlich eine Temperaturveränderung spüren oder ein kribbelndes, schwammiges Gefühl. Arbeiten Sie sich so durch Ihren Körper, indem Sie sich fokussieren, anspannen, entspannen.

Nehmen Sie die Reaktionen wahr, bis hin zum Genick, zu den Gesichts- und Stirnmuskeln.

Ich empfehle, dies täglich mindestens 10 Minuten zu machen. Am Anfang werden Sie nicht viel spüren. Machen Sie sich keine Sorgen. Je mehr Sie es machen, desto mehr werden Sie entspannen. Je mehr Sie entspannen, desto einfacher ist es, etwas zu fühlen.

Wenn immer wieder eine grössere Irritation auftaucht, wie ein Gedanke, ein Schmerz oder ein Klingeln in den Ohren, dann ist das normal. Konzentrieren Sie sich einfach wieder auf Ihren Körper. Vielleicht müssen Sie sich anfänglich mehrmals anspannen, um Ihren Körper wirklich wahrnehmen zu können. Anfangs braucht es sogar gute 10 Minuten, bis man sich wirklich fokussieren kann.

Sie können sich nur auf eine Sache aufs Mal wirklich tief einlassen. Wenn Sie sich voll und ganz auf Ihren Fuss konzentrieren, dann werden Sie nicht auf den Tinnitus fokussiert sein oder andere Leiden und Schmerzen. Es ist faszinierend: Je mehr Sie sich auf gewisse Teile Ihres Körpers fokussieren, desto mehr können Sie es auf sich wirken lassen, wie es sich anfühlt. Für mehr Informationen darüber lesen Sie bitte das Buch „Focusing" von Eugene T. Gendlin.

Hier geht es darum, Informationen vom Körper zu erhalten. Fühlen, nicht Denken ist die Devise. Wahrnehmen, nicht analysieren. Einfach spüren, wie es sich anfühlt, Sie selbst zu sein.

Wenn es Stellen gibt, die Sie überhaupt nicht spüren, machen Sie sich keine Sorgen, nehmen Sie diese gefühllosen Körperteile zur

Kenntnis. Welche Ausdehnung hat diese gefühllose, seltsame Stelle? Wo beginnen die Gefühle wieder klar zu werden?

Diese Muster verändern sich ständig, sogar währenddem Sie sich auf sie konzentrieren. Ihr Körper wird sich nach diesen 10 Minuten total anders anfühlen und je nach Stimmung und Tagesform wieder anders.

Sind da Emotionen und Gefühle versteckt? Steckt Traurigkeit in Ihrem angespannten Brustkorb oder ein Gefühl von Wut in Ihren Beinen, so dass Sie zutreten wollen? Vielleicht ist da ein Gefühl von zu viel Verantwortlichkeit in Ihrem verspannten Genick und Ihren verspannten Schultern.

Wenn Ihr Verstand beginnt abzuschweifen, konzentrieren Sie sich einfach wieder auf Ihren Körper und darauf, was Sie fühlen. Wenn Sie ein Verstandesmensch sind (die meisten Menschen mit Tinnitus sind das), wenden Sie die Spannung-Entspannungs-Technik an, um Ihren Verstand wieder im Körpergefühl zu verankern.

Das ist eine perfekte Übung, wenn Sie nicht schlafen können. Müdigkeit steckt im Körper. Wenn Sie aus dem Denken hinausgehen und sich mit der Müdigkeit im Körper verbinden, und damit, wie sich diese anfühlt, werden Sie wahrscheinlich einschlafen.

Bevor Sie die Übung beenden, verwenden Sie die letzten paar Minuten darauf zu beobachten, ob Sie sich damit verbinden können, was sich im Körper gut, angenehm, ruhig, sicher, entspannt, leicht, weit usw. anfühlt. Was genau fühlt sich gut an? Eines der

> *positivsten Dinge, die Sie tun können, ist zu lernen, wie man sich mit all diesen positiven Gefühlen verbindet. Wie gut sind Sie dabei? Können Sie sagen, was sich jetzt gerade gut anfühlt? Ich meine nicht in Ihrem Kopf, ich meine etwas Spezifisches in Ihrem Körper, was sich gut anfühlt. Normalerweise gibt es einiges, was sich gut anfühlt, aber wir werden manchmal zu Experten darin, uns auf das Schlechte zu konzentrieren. Was von beidem tun Sie?*

Ich habe das eine Zeitlang ca. 45 min. täglich gemacht. Ich war erstaunt darüber, wie sich die schlimmsten Wutanfälle und Gefühle von Verzweiflung und Angst schliesslich nur dadurch beruhigten, dass ich meinen Fokus aufrechterhielt. Wenn Sie diese Technik beharrlich fortsetzen, werden Sie sich all der Energie bewusst und wie sie in Ihrem Körper gespeichert ist. Diese Bewusstwerdung hilft Ihnen dabei, Dinge loszulassen. Inzwischen kann ich sogar Kopfschmerzen oder schlechte Laune loslassen. Es braucht Übung, aber Übung macht den Meister.

Ich habe Hunderte von Leuten mit Tinnitus behandelt. Meine Erfahrung zeigt, dass diejenigen, welche, begleitet von therapeutischer Unterstützung, Zeit in diese Technik investiert haben, gute Fortschritte erzielen. Versuchen Sie es täglich während einiger Wochen und beobachten Sie, wie es für Sie ist. Die meisten Leute profitieren sehr davon, vor allem, wenn sie ihr ganzes Leben im Kopf verbracht haben. Kommt Ihnen das bekannt vor?

Level 3: Sich ergeben

Auf diesem Level werden Sie bemerken, dass sich Ihr Tinnitus verändert, je nach dem, wie Sie sich fühlen. Werden Sie wütend oder frustriert, und schon flackert er auf! Machen Sie etwas, was Sie beglückt oder entspannt, dann scheint er sich zu beruhigen! Ich nenne dieses Level „Sich ergeben", weil nach all dem Stress und Kampf auf den zwei tieferen Levels etwas nachgibt und Sie beginnen, Ihren Tinnitus akzeptieren zu können. Sie werden realisieren, dass nicht die Aussenwelt unmittelbar verantwortlich ist, sondern auch Sie selbst eine wichtige Rolle spielen.

Auf dem gelben Level benimmt sich der Tinnitus wie einer dieser ziemlich unsympathischen Ärzte der alten Schule, die Ihnen strikte Anweisungen geben. Wenn Sie sich aufregen, durcheinander, hektisch oder verängstigt sind, wird der Tinnitus Sie bestrafen. Jedenfalls ist das die neue Entdeckung für dieses Level, welche auf Level 2 noch nicht existiert: Wenn Sie sich wirklich um sich selbst kümmern, dann tritt der Tinnitus tatsächlich in den Hintergrund. Sie werden sich jetzt mit der Erkenntnis abfinden, dass Sie endlich einen Einfluss auf ihn haben. Das kann Sie irritieren und Sie müssen sich selber rückblickend eingestehen, dass sich im Elend und Selbstmitleid zu suhlen überhaupt nicht hilfreich ist. Hier schleicht sich nun das erste Gefühl von Verantwortungsbewusstsein ein, indem Sie endlich ein bisschen konstruktiver denken.

Zu viel Ärger, Frustration, Ermüdung, Druck, Stress, Aufregung, Reize, Medikamente, Operationen, physische Traumata, laute Geräusche, Kälte, Veränderungen, Sorgen, Alkohol, Kaffee, Tee, Zucker, ungesundes Essen, Sex, Überforderung, rasende Gedanken: All das kann den Tinnitus beeinflussen. Die Liste ist endlos. Ich glaube, das Schlüsselwort, welches es zu beachten gilt, ist: ZU VIEL.

Mehr Komfort, Ruhe, Unterstützung, Selbstmanagement, voraussehbare und sichere Routinen, Bäder, gesundes Essen, sanftes Training, frühe Bettruhe, Yoga, Tai Chi, Meditation, Loslassen, Ruhezeit, Spass, Leichtigkeit, Kuscheln, Gartenarbeit usw. lässt den Tinnitus zurücktreten.

Für jeden Menschen sind die spezifischen Auslöser unterschiedlich, genauso wie manche Dinge manchen Menschen besser helfen als anderen. Je mehr Sie an Ihrem Tinnitus arbeiten und merken, welche Dinge hilfreich sind, desto mehr wird er in den Hintergrund treten und desto besser werden Sie sich fühlen. Manche glauben, dass nichts gegen ihren Tinnitus hilft. Falls Sie einer von diesen sind, möchte ich Sie sanft darauf hinweisen, dass Sie nicht genügend darauf geachtet haben, was hilft. Wenn Sie Dinge, die ihn verschlimmern, einfach so herunterleiern und nicht eine einzige Sache nennen können, die hilft, dann sagt das viel über Ihre Herangehensweise aus.

Auf diesem Level kann es auf jede Seite kippen. Sie können einen schlechten Tag haben, wenn der Tinnitus Sie daran erinnert, dass Sie nicht genügend auf sich Acht geben oder dass Sie zu viele unbearbeitete innere Lasten mit sich tragen, welche therapiert werden sollten. Sie fühlen sich zwar schlecht, aber schliesslich schaffen Sie es, nicht unterzugehen, sondern erkennen, was die Verschlimmerung ausgelöst hat.

An anderen Tagen fühlen Sie sich viel besser und gestehen sich ein, dass Julians Technik, die Sitzung bei Ihrem Therapeuten oder der wundervolle, glückliche, lange Spaziergang, den Sie mit einem tollen Freund gemacht haben, Sie sich besser fühlen liess. Der Tinnitus ist zwar immer noch da, aber Sie fühlen sich besser damit.

Sie fangen an zu AKZEPTIEREN, dass Ihr Verhältnis zum Tinnitus zweiseitig ist. Es kann sich so anfühlen, wie wenn er sich in Ihnen „niedergelassen" hätte, aber Sie werden Ihren Weg zur Freiheit finden, wenn Sie an Ihrem Tinnitus arbeiten und seine Ratschläge annehmen.

Wenn Sie realisieren, dass Sie sowohl Ihren Verstand als auch Körper beachten und wertschätzen müssen, werden Sie die Ernte einfahren. In dem Moment, wo Sie die Dinge herausfinden, die für Sie funktionieren, werden sich die Fortschritte beschleunigen. Das gibt Ihnen einiges an Erleichterung, was bedeutet, dass Sie besser loslassen und sich vermehrt auf andere Dinge konzentrieren können, was Sie wiederum vom Tinnitus ablenkt, was es wiederum einfacher macht loszulassen.

Ergreifen Sie positive Massnahmen, wenn der Tinnitus Sie herunterzieht

Etwas, was in diesem Stadium wirklich hilft, ist, es sich zur Gewohnheit zu machen, etwas Positives zu tun, wenn Sie merken, dass Sie negativ auf den Tinnitus reagieren. Nehmen Sie jedes Mal, wenn Ihr Verstand Sie zu ärgern beginnt, ein paar tiefe Atemzüge (siehe Atemtechnik am Ende von Level 6), gehen Sie spazieren, legen Sie sich auf den Boden und machen Sie die Übung mit dem Anspannen und Entspannen oder irgendetwas, was Sie sich besser fühlen lässt. Wenn Sie es schaffen, es sich zur Gewohnheit zu machen, Ihre negative Erfahrung mit einer positiven zu verknüpfen, dann werden Sie Ihren Tinnitus mit etwas Gutem in Verbindung bringen.

Immer wenn der Tinnitus Sie in Ihrem Unterbewusstsein zu bedrohen beginnt, ist Ihr Körper bereits daran gewöhnt, sich zu entspannen und besser zu fühlen. Es spielt keine Rolle, ob es eine heisse Dusche ist, Yoga, Singen oder eine Fussmassage, gewöhnen Sie sich daran, den Tinnitus mit etwas Positivem zu verknüpfen, und er wird schnell weniger wichtig sein.

Das Letzte, was Sie tun sollten, ist in der Negativität zu schmoren! Das umfasst alle Muster. Ergreifen Sie lieber positive Massnahmen.

Ich habe mir angewöhnt, meinen Fokus darauf zu richten, was immer sich in meinem Körper gut anfühlt. Ich frage mich: „Kann ich etwas finden, was sich jetzt gerade gut anfühlt?" Ich nehme mir einen Moment Zeit und suche, bis ich etwas finde, was sich warm, angenehm, stark, klar, frei, losgelöst, ruhig, sanft und zentriert anfühlt. Und dann fokussiere ich mich darauf. Das tönt einfach, nicht wahr, aber es ist erstaunlich, wie wenig Menschen mit Tinnitus wissen, was sich gut anfühlt. Es ist immer da, es ist nur so, dass wir dazu neigen, uns nicht damit zu verbinden.

Kaufen Sie sich ein Massage-Fussbad, schaffen Sie sich einen Platz in Ihrem Wohnzimmer, wo Sie sich entspannen können, wann immer Sie es brauchen. Lassen Sie die Kissen und Decken liegen, weil Sie an einigen Tagen Ihre Entspannungsübungen mehr als einmal durchführen müssen. Es ist nützlich, etwas Positives gezielt einzubringen, wann immer Ihr Tinnitus einen negativen Reiz auslöst. Sie glauben vielleicht, Sie schmoren in Ihrem Tinnitus und denken die ganze Zeit an ihn. Nun, tatsächlich werden Sie überrascht sein, wie viel weniger Sie sich auf ihn fokussieren, als Sie es glauben. Ich fordere Sie auf, fünf Minuten dazusitzen und sich auf Ihren Tinnitus zu fokussieren. Ich kann es Ihnen fast garantieren, dass Ihr Verstand zu etwas anderem abschweifen wird!

Wenn Sie dies lesen und noch nicht damit begonnen haben, Unterstützung einzubringen und sich besser um sich zu kümmern, dann wird es nötig sein, dass Sie sich hinterfragen warum. Prüfen Sie Ihren inneren Saboteur, den Teil, der sagt: „Das funktioniert nicht. Es wird nie besser" usw. Seien Sie ehrlich und fragen Sie sich, was Sie zurückhält. Wenn Sie auf irgendeinem Level steckenbleiben, dann gibt es dafür einen wichtigen Grund. Was hält

Sie davon ab, eine Therapie zu machen, die Techniken anzuwenden? Sind Sie einer von den Menschen, die immer alles alleine bewältigen müssen? Ist es schwierig, Unterstützung anzunehmen? Fühlt sich das an wie ein Versagen oder wie wenn Sie Ihre Bedürfnisse in den Vordergrund stellen würden? Ich fordere Sie heraus: Seien Sie wirklich ehrlich. Tief drinnen wissen Sie es bereits.

Ob Sie es glauben oder nicht, ich habe Menschen getroffen, die durch ihren Tinnitus um die Sympathie von anderen buhlten, wie wenn sie nie genug Aufmerksamkeit in ihrem Leben erhalten hätten. Wenn es ihnen besser geht, erhalten sie weniger Aufmerksamkeit. Somit tun sie alles in ihrer Macht Stehende, um ihren Tinnitus zu behalten. Andere wollen nicht, dass es ihnen besser geht, weil sie sich sonst nicht mehr krank fühlen oder es sogar mögen, sich elend zu fühlen. Das tönt unglaublich, aber es ist wahr. Ich habe es immer wieder erlebt, dass Menschen die Behandlung in dem Moment abbrechen, wo sie beginnen, sich besser zu fühlen und zu begreifen, worum es beim Tinnitus geht. Es scheint, dass man zu viel verliert, wenn es einem besser geht. Wir dürfen die Macht der Symptome nie unterschätzen und wie sie es schaffen, uns das zu geben, was wir benötigen!

Die Tatsache, dass Sie dies lesen, lässt vermuten, dass Sie wirklich etwas verbessern wollen.

Wenn nun also Dr. Tinnitus sich mit Ihnen beschäftigt, besteht die Herausforderung eher darin, auf seine Ratschläge zu hören und aus ihnen zu lernen, als sie zu bekämpfen. Sie sollten langsam verstanden haben, dass alles, was Widerstand oder Kampf kreiert, gegen den Tinnitus nicht hilft.

Lassen Sie sich vom Tinnitus zeigen, was für Sie passt und Sie sich besser fühlen lässt. Sie werden Ihre eigenen, besonderen Dinge haben, die auf Sie als Individuum passen. Offen gesagt, Ihr Tinnitus wird Ihnen beibringen, was das für Dinge sind. Er wird Sie belohnen, wenn Sie das Richtige tun, Sie hingegen bestrafen, wenn Sie die Nerven verlieren oder übertreiben. Ich habe einige der Dinge dargelegt, die gegen meinen eigenen Tinnitus halfen und die ihn verschlimmerten. Sie werden herausfinden, was für Sie passt. Dazu ist der Tinnitus da: Um zur Gesundheit zurückzufinden. Das ist mal ein Denkanstoss!

Die nächste Technik ist absolut grundlegend. Bitte wenden Sie sie heute an und arbeiten Sie die nächsten paar Wochen damit. Sie werden überrascht sein, was alles über Sie ans Tageslicht kommt.

> *Technik 3: Die Besser-und-Schlechter-Liste*
>
> *Nehmen Sie ein Blatt Papier und malen Sie ein Plus- und ein Minuszeichen zuoberst hin. Listen Sie unter Plus alle Dinge auf, von denen Sie wissen, dass sie Ihnen gut tun. Wann immer Sie einen guten Tag hatten, machen Sie sich klar, was abgelaufen ist, und fügen Sie es der Liste hinzu. Machen Sie dasselbe mit der negativen Seite und stellen Sie fest, welche Dinge den Tinnitus aktiviert und verschlimmert haben.*
>
> *Hängen Sie diese Liste für einen oder zwei Monate an eine gut sichtbare Stelle (wie den Kühlschrank) und werden Sie sich bewusster, was Ihnen gut tut. Sie werden am Ende einige wichtige Schlüsse über sich, Ihren Lebensstil und Ihre Aktivitäten erhalten. Es*

wird Ihnen dabei helfen, sich darüber klar zu werden, was zu vermeiden und woran zu arbeiten ist.

Sie mögen den Eindruck haben, Ihr Tinnitus sei ziemlich konstant. Wenn das der Fall ist, halten Sie es fest, wenn Sie das Gefühl haben, die Dinge seien bewältigbarer oder unerträglicher. Die Menschen glauben oft, ihr Tinnitus sei konstant, aber bei genauerem Hinschauen merken sie, dass er sich viel mehr verändert, als sie meinen. Was wir als Tatsache ansehen, ist häufig ganz verschieden von der Realität.

Level 4: **Motiviert**

Beachten Sie, dass es eine dicke Linie durch die Matrix gibt zwischen Level 3 und 4. Das ist eine wichtige Übergangszone, die ich bei Menschen mit Tinnitus festgestellt habe. Wenn Sie einmal auf Level 4 sind, dann geht es fast wie von alleine. Währenddem die ersten drei Levels unangenehm und heraufordernd waren, werden Sie, sobald Sie die Schwelle zu Grün überschritten haben, plötzlich feststellen, dass der Tinnitus nicht länger der fiese, diktatorische, alte Tyrann ist, welcher Ihnen Frieden und Gesundheit raubt. Im Gegenteil, er scheint sich zu einem ziemlich nützlichen „Gesundheitsmesser" gewandelt zu haben, der Ihnen zeigt, was für Sie gut ist und was nicht.

Das tönt ziemlich ähnlich wie bei Level 3, aber der entscheidende Unterschied hier ist die Motivation. Da Sie nun die Verantwortung für Ihren eigenen Tinnitus übernommen und akzeptiert haben, dass es ihn gibt und Sie ihn massiv beeinflussen können, beginnen Sie, ein Gefühl dafür zu entwickeln, was Sie benötigen, um sich wohlzufühlen. Nach der mühsamen Kletterpartie der tieferen Levels sind Sie jetzt MOTIVIERT genug, um dranzubleiben. Sie haben erlebt, wie der Tinnitus zurückweichen kann und sich darüber gefreut, wie gut Sie sich um sich selbst kümmern können, weil es sich so viel besser anfühlt. Allein schon die Erleichterung darüber, ist es wert. Auf diesem Level entsteht ein Gefühl von mehr Raum. Der Tinnitus ist immer noch bei Ihnen zu Hause, aber er ist in ein anderes, eigenes Zimmer gezogen. Er ist noch immer da, aber er stört Sie nicht mehr so sehr. Schliesslich fühlt sich alles bewältigbar an und Sie können mit den Dingen umgehen.

Natürlich gibt es immer noch schlechte Tage, wenn er aufflackert. Aber Sie entwickeln allmählich aus eigenem Erleben dieses überaus wichtige Gefühl, dass er sich wieder zurückziehen wird, sobald Sie früh zu Bett gehen, eine Pause machen oder was immer Sie sich gut und entspannt fühlen lässt. Der Tinnitus ist keine Bedrohung mehr. Sie können ihm jetzt ins Gesicht sehen und einen gesunden Respekt für ihn empfinden. Sie werden nicht länger von ihm kontrolliert, aber Sie hören sorgfältig auf das, was dieses Symptom Ihnen beizubringen versucht.

Sie sind an diesem Punkt, weil Sie höchstwahrscheinlich von ein paar Monaten therapeutischer Unterstützung profitiert haben. Sie haben es direkt erlebt, dass es möglich ist, sich besser als gewohnt zu fühlen. Vermutlich beginnen Sie zu begreifen, welche wichtigeren, unterschwelligen Probleme die Tinnitusmuster überhaupt erst antreiben. Kurz gesagt, auf diesem Level haben Sie ein wirkliches Gefühl dafür entwickelt, wie man sich immer wieder wohlfühlen kann.

Sie sind UNABHÄNGIG geworden und müssen nicht gezwungen werden, mehr Rücksicht auf sich selbst zu nehmen. Sie haben bereits ein gutes Gefühl dafür, was für Sie stimmt, wie wohl es Sie sich fühlen lässt und Sie beginnen, die Ernte einzufahren. Sie sind aus dem Loch herausgekommen und das ist so eine Erleichterung. Der Tinnitus ist zu einem ziemlich guten LEHRER geworden und Sie finden schnell heraus, was gut für Sie ist.

Level 4 auf der Matrix ist der Zeitpunkt, an dem Sie berücksichtigen, was für Sie wirklich wichtig ist und welche Veränderungen Sie in Ihrem Leben brauchen, damit es wunderbarer wird. Es ist die Zeit der Entscheidung. Wenn Sie liebevoller zu sich selbst werden und sich selbst nett und rücksichtsvoll behandeln, dann entwickeln Sie ein Gespür dafür, was Sie wirklich wollen. Auf jeden Fall werden die Dinge, die Sie nicht wollen, laut und klar und leichter auszusieben.

Eines Tage habe ich auf einen Schlag realisiert, wie hart ich zu mir selber war und wie ich tun, tun, tun, mich anstrengen, der Beste sein, mich beweisen und es immer und immer wieder versuchen musste. Langsam dämmerte mir, dass dies in mir einer der wichtigsten, unterschwelligen Gründe des Tinnitus war: Diese Unfähigkeit, die Dinge so zu nehmen, wie sie sind, und mich selbst so sein zu lassen, wie ich gerade jetzt bin. Nach Gesprächen mit Hunderten von Menschen mit Tinnitus begann ich zu erkennen, wie sehr wir alle getrieben und unfähig sind anzuerkennen, dass wir wahrscheinlich bereits gut genug sind. Viele von uns scheinen sich schuldig zu fühlen, wenn sie nichts tun. Dabei machen wir es uns nur allzu schwer.

In diesem Stadium von Level 4 begann ich, netter zu mir zu sein, und das machte einen riesigen Unterschied aus. Ich begann, mein Bedürfnis nach Perfektion und Erfolg loszulassen, und erlaubte mir, einfach genügend gut zu sein. Das war wirklich eine Erleichterung.

Die Technik am Ende dieses Abschnitts hilft dabei, dieses Gefühl von liebevoller Zuneigung sich selbst gegenüber zu entwickeln. Es ist ausserordentlich einfach, wenn Sie es konsequent durchführen, und kann zu einer unvergesslichen, kraftvollen Erfahrung werden.

Als ich durch dieses Stadium ging, gab es einen ziemlich verzögerten Effekt in Bezug auf Besserung. Wenn ich eine Erkältung hatte, meine Geduld verlor oder unter Stress geriet, bäumte sich mein Tinnitus auf und begann, sich wie ein griesgrämiger Arzt oder Feldwebel aufzuführen. Auf tieferen Levels hätte mich Panik ergriffen bei solchen Schwankungen und ich hätte

Unterstützung von meinem Craniosacral-Therapeuten benötigt. Auf Level 4 jedoch griff ich zurück auf meine Hilfsmittel und führte meine Entspannungsübungen durch, besonders die Anspannungs-und-Entspannungstechnik aus Level 3, da ich genügend Erfahrung darüber gesammelt hatte, was mir hilft und wie ich mit meinem Tinnitus umzugehen hatte. Ich tat dies jedes Mal ungefähr eine Stunde lang und fühlte mich sofort zentrierter und hatte wieder die Kontrolle. Schlimmstenfalls brauchte ich ca. eine Woche, um die Symptome wieder auf ein besseres Niveau als vor den Schwankungen zurückzuführen.

Zurückblickend glaube ich, es gut gemacht zu haben, wenn man berücksichtigt, dass die einzige regelmässige Unterstützung, die ich mir erlaubte, eine zweiwöchentliche Craniosacral-Therapie war. Heute finde ich, dass meine Fähigkeit, mit den Schwankungen umzugehen, besser denn je ist, weil ich mein Netzwerk an Unterstützung fix eingerichtet und regelmässig genutzt habe: Psychotherapeut, Craniosacral-Therapeut, eine Woche Urlaub jeden Monat, eine gute Ernährung, eine stärkende buddhistische Grundlage, Freunde, tägliches Schwimmen und eine wunderbare Partnerin.

Ich bin mir bewusst, dass das für einige beängstigend tönt und ihren Saboteur veranlasst zu denken: „Aber ich kann doch nicht all das machen, es ist zu teuer, es kostet mich zu viel Zeit, ich glaube ja an nichts usw." Glauben Sie mir, ich war genauso hart zu mir und hatte überhaupt keine Hilfe wie vielleicht viele von Ihnen, die dies nun lesen. Der Tinnitus liebt es, im Leben von Menschen zu lauern, die sich selbst bis an die Grenze treiben und hart zu sich selbst sind.

Je mehr Zeit und Raum ich mir für Unterstützung gab, desto mehr fühlte ich den tiefen Nutzen, der sich in alle Lebensbereiche ausbreitete. Wir sind nicht dafür geschaffen, alleine zu sein und ohne Hilfe grosse Mengen von Stress zu bewältigen. Menschen, die dazu neigen, dies zu tun (wie ich zum Beispiel), mussten sich von Anfang an zusammenreissen; als Ergebnis ihrer Geburt und Erziehung. Frühe Verhaltensmuster, die durch Bemutterung und Familiendynamik auf uns eingewirkt haben, sind mächtige Kräfte, die uns zu erfolgsorientierten Getriebenen und ruhelosen Seelen machten, wovon der Tinnitus sich nährt. Aber dank dem Tinnitus habe ich dies ziemlich früh erkannt und gemerkt, dass das Leben viel glücklicher und bewältigbarer ist, wenn genügend Ressourcen zur Verfügung stehen.

Je stärker Sie werden und je mehr Sie auf sich selbst Acht geben, wenn das Leben Ihr Schiffchen wieder einmal durchschüttelt, desto weniger tritt Ihr Tinnitus in Erscheinung. Heute braucht es schon eine schwere Erkältung oder sehr grosse Angst, Wut, Stress, Kaffee oder Alkohol, um ihn hervorzurufen. Grundsätzlich bin ich frei davon, und wenn ein winziges Pfeifen am Horizont aufflackert, ist es normalerweise am Morgen wieder weg.

Was ich Ihnen ans Herz legen will, ist: Je mehr Sie auf sich selbst Acht geben, desto stärker wird Ihr ganzes Nervensystem. Ihre innere Sicherheit und Fähigkeit, Dinge zu bewältigen wird langsam besser und besser. Die Zeitspanne zwischen dem Aufflackern des Tinnitus und dem Zeitaufwand, wieder in die Spur zu kommen, wird kürzer und kürzer, je nach dem wie bereit Sie sind, auf sich selbst Acht zu geben.

Sogar mit schwerer Krankheit, riesigen Herausforderungen wie z.B. einem Todesfall: Je mehr wir uns gegenüber Unterstützung und Hilfe anderer öffnen, desto besser können wir damit umgehen. Sie alle wissen das. Was ich sage, ist keine grosse Offenbarung. Die Tatsache, dass Sie Tinnitus haben, kommt nicht daher, dass Sie die Auswirkungen einer gesunden

Ernährung, einer guten Freundschaft oder den Nutzen einer Therapie nicht kennen würden. Es ist wahrscheinlich, weil Sie diese Dinge für sich selbst nicht genügend zulassen! Wahrscheinlich haben Sie sich all dieser Dinge, nach denen Sie sich sehnen und die Sie brauchen, beraubt, weil Sie zu stark sein, Ihre Zähne zusammenbeissen und in der Vergangenheit ohne sie auskommen mussten. Dies ist angelerntes Verhalten, welches „normal" erscheint.

Warum also nicht ruhen, sich ein bisschen mehr amüsieren, das Bedürfnis brillant, erfolgreich, gesund, perfekt, bewundernswert usw. zu sein, loslassen und einfach ok sein?

Um die Konsequenzen aufzuzeigen: Vor zehn Jahren brachte mich eine Tasse Kaffee ins Schleudern, mir wurde schlecht und mein Tinnitus flammte auf. Heute trinke ich jeden Tag eine, ohne dass Symptome auftreten. Dasselbe gilt für Wein oder langes Aufbleiben. Ich musste sehr aufpassen, welchen Dingen ich mich aussetzte oder was ich ass. Heute lasse ich die Zügel locker und nichts passiert. Das ist möglich, weil ich mir selbst erlaubt habe loszulassen, abzuschalten und die Batterien wieder aufzuladen. Ich habe genügend Freizeit und anstelle von viel Geld habe ich viel Zeit für mich. Ruhezeit ist für mich heilig geworden. Ich ermutige Sie nicht zu schlechten Angewohnheiten, aber ich sage, dass Ihre Gemütsverfassung mit Tinnitus schrittweise besser wird, wenn Sie auf sich selbst Acht geben. Vergessen Sie nicht, dass sich nicht nur Ihr Tinnitus verbessert. Folgendes können Sie erleben:

- Bessere Verdauung
- Verbessertes Gedächtnis
- Stärkere Nerven
- Klareres Denken

- Besseren Schlaf
- Stabilere Emotionen
- Mehr Energie
- Stärkere Abwehrkräfte
- Ein längeres Leben
- Eine grundsätzlich bessere Gemütsverfassung

Sie lassen nicht einfach den Tinnitus los, sondern bringen sich aus der körperlichen Stressreaktion heraus, was sich auf all die genannten Faktoren auswirkt. Ihr Tinnitus ist Ihr eingebauter, persönlicher Freund, der Ihnen zeigt, was richtig ist für Sie. Wenn Sie ihn für sich arbeiten lassen, werden Sie viel grösseren gesundheitlichen Nutzen haben. Lassen Sie sich von Ihrem Tinnitus in eine gesunde Richtung führen, die auf Sie zugeschnitten und perfekt ist. Je mehr Sie das Richtige tun, desto mehr wird er sich zurückziehen.

Die Herausforderung auf diesem Level ist, Vertrauen zu entwickeln und zu lernen, dass Sie jedes Mal ok sind, auch wenn Sie auf ein tieferes Level zurückgeworfen werden, falls etwas Herausforderndes geschieht. So lange Sie Ihre Wohlfühl-Strategien einsetzen, wenn Sie, egal von welchem Reiz, der Ihre Alarmglocken zum Tönen bringt, durchgeschüttelt werden, werden Sie aus Ihrer Erfahrung heraus erkennen, dass es weggehen wird. Dies wird Ihnen auf diesem Level klar.

Welche Situation hat Sie innerlich getroffen, so dass Sie sich mit ihr auseinandersetzen müssen? Nehmen Sie diese Frage mit in die Therapie und ergründen Sie sie. Sie können die Aussenwelt nicht ändern, aber Sie können sicherlich die Art verändern, wie Sie damit in Ihrem Inneren umgehen. Wenn Sie jemand wütend macht, gibt es in Ihrem Inneren etwas Wichtiges, was darauf reagiert. Es sind nicht nur die anderen, es sind auch Sie.

Das Vertrauen in die Tatsache, dass alles ok ist, wenn immer Ihr Tinnitus aufflackert, wächst mit jedem Mal, wenn es Ihnen gelingt, zu überleben und sich von diesen Schüben zu erholen. Je mehr das geschieht, desto stärker werden Sie. Es kann Ihnen schlechter gehen, wenn Sie übermüdet sind, aber Sie wissen: Ein paar Mal früh zu Bett zu gehen, macht es besser. Eine unerträgliche Situation mag Ihren Kopf zum Klingeln bringen, aber wenn Sie sich eine Stunde lang auf Ihr Körpergefühl konzentrieren, dann wissen Sie, dass Sie sich besser fühlen werden. Dieses Wissen wird immer unerschütterlicher und das zugewonnene Vertrauen bildet Wurzeln und wird stärker wie ein Baum.

Technik 4: Erkennen, was für Sie wichtig ist

Eines Tages setzte ich mich hin und machte eine lange Liste von all den Dingen, die ich liebe. Es begann schleppend, aber nach ein paar Minuten ging es wie von alleine. Zu meiner grossen Überraschung habe ich schliesslich mehrere Stunden damit verbracht. Erstaunlicherweise kamen mir Tränen, aber auch ein viel stärkeres Gefühl von Klarheit. Ich kann das wirklich nur empfehlen.

Sagen Sie allen, sie sollten Sie eine Weile alleine lassen. Weder Telefonanrufe noch Unterbrechungen sind gestattet. Nehmen Sie ein grosser Stück Papier und unterteilen Sie es in verschiedene Kategorien von Dingen, die Sie aus Ihrem Leben beschreiben können z.B. Menschen, Tiere, Orte, Arbeit, Träume, Erinnerungen, Pflanzen, Gerüche, Aktivitäten, Hobbys, Körpergefühle, Gedanken, Musikstücke, Philosophien, Schriftsteller, Dichter usw. Dann häufen Sie (z.B. als Cluster) all die verschiedenen Dinge an, die Sie lieben und die für Sie wirklich wichtig sind. Nehmen Sie sich genügend Zeit dafür.

Falls dies zu kompliziert erscheint, dann schreiben Sie einfach eine Liste von all den Dingen, die Sie lieben. Machen Sie sie so lang wie möglich. Ergänzen Sie sie dauernd.

Es tönt so einfach, aber wenn Sie es machen, lernen Sie etwas Wichtiges über sich selbst. Manchmal können Sie fühlen, wie sich etwas in Ihnen öffnet. Es gibt Ihnen ein warmes, sich ausdehnendes und einfach nur freudiges Gefühl. Nebenbei: Nehmen Sie sich vor dem Saboteur in Acht, weil der sich hier sehr gerne einmischt. Gedanken wie: „Was für einen Quatsch, was soll das bringen, das ist zu „New Age" für mich usw." können ein Weg sein, Ihrem Herzen auszuweichen. Nachdem ich das gemacht hatte, traf ich den Entscheid, meine berufliche Laufbahn zu verändern. Es half mir dabei, ein Gespür für die Arbeit zu entwickeln, welche ich wirklich tun musste.

Wenn Sie innerlich wirklich stärker werden, können Sie für andere Menschen, die an Tinnitus leiden, unglaublich unterstützend sein. Ihr Wohlbefinden und das Überwinden der Symptome ist inspirierend und motivierend, gibt ihnen Hoffnung und ist richtungsweisend.

In diesem Stadium erarbeiten Sie sich ein Gefühl für Ihren Körper als Ort, an dem Ihre gesamte Lebenserfahrung gesammelt ist: UND ZWAR GERADE JETZT. Durch all die Körpertherapien, die Sie erhalten haben, wissen Sie, dass dies der Ort ist, wo Blockaden und unverdaute Lebenserfahrungen langsam losgelassen und befreit werden können. Direkt am Körper zu arbeiten, hilft dem Verstand, und umgekehrt. Sie sind untrennbar. In diesem Stadium haben Sie endlich aufgehört, sich selbst wie ein Arbeitspferd zu behandeln. Es wird schwieriger, sich selbst mit „Mist" zu füttern und sich bis zur Erschöpfung voran zu peitschen. Ihr Tinnitus lehrt Sie das.

> *Technik 5: Wie sehen Sie sich selbst?*
>
> *Versuchen Sie das Gleiche erneut, aber diesmal Sie selbst betreffend. Schreiben Sie Schlüsselwörter nieder, welche sich auf Sie beziehen wie: Persönlichkeit, Aussehen, Talente, Stärken, Interessen, Vorlieben, Eigenheiten, Kleidung, Geschmack, Intelligenz, Wünsche, Engagement, Beziehungen usw., und dann listen Sie alle Ihre guten Eigenschaften auf. Das kann eine unglaublich offenbarende Übung sein.*
>
> *Am Ende werden Sie vermutlich der Wahrheit, wie Sie sich selber behandeln, sich selber sehen und sich wie einen Esel antreiben, ins Gesicht starren. Das kann herzzerreissend sein. Nochmals: Sagen Sie Ihrem Saboteur, er soll in einen See springen, währendem Sie einen vertieften Blick auf sich selbst werfen. Wenn Sie dies seriös tun, dann können Sie eine ganz neue Tiefe der Selbstbetrachtung erreichen, ein bisschen wie wenn Sie Ihr eigener Therapeut werden. Es verhilft Ihnen buchstäblich zu einem warmen Gefühl und zur Wertschätzung für Sie selbst auf eine Art, die Sie oft vermissen liessen!*
>
> *Falls Sie Widerstand verspüren, schauen Sie sich diesen an. Wovor haben Sie Angst? Was hindert Sie daran sich zu lieben und zu schätzen?*

Technik 6: Reportieren

Diese Technik benutze ich recht häufig, ca. drei Mal pro Woche für mindestens eine halbe Stunde. Sie eignet sich hervorragend zum Entschleunigen des Verstandes und um die Fähigkeit zu entwickeln zu erkennen, was in Ihrem Körper jederzeit vor sich geht. Ich spasse oder übertreibe nicht, wenn ich sage, dass dies mein Leben verändert hat.

Schaffen Sie sich Zeit und Raum, wo Sie für rund 20 Minuten nicht gestört werden. Bringen Sie sich in eine angenehme Position und versetzen Sie sich in den Körperbewusstseins-Modus. Auf diesem Level sollten Sie das schon ziemlich gut können. Wenn es immer noch mühsam ist, versuchen Sie einige der anderen Techniken aus den tieferen Levels, um Ihr Bewusstsein im Körper zu verankern. Wenn sich Ihr Verstand wehrt, dann nehmen Sie zuerst eine Dusche oder ein Bad. Massieren Sie Ihre Füsse und nehmen Sie einige tiefe, langsame Atemzüge.

Ich mache das gerne, während ich auf dem Boden liege, mit einem grossen Polster unter meinen Knien und mit der richtigen Anzahl von Kissen, um Druck von meinem Genick wegzunehmen. Ich fühle mich immer wohl unter einer Decke. Suchen Sie eine angenehme Position.

Wenn Sie bereit sind, beginnen Sie laut zu reportieren, was in Ihrem Körper vor sich geht, indem Sie beschreiben, was Sie fühlen können. Anfänglich scheint es lächerlich, laut mit sich selbst zu sprechen, aber genau dies hilft sich zu fokussieren. Alles, was Ihnen hilft, sich zu fokussieren, hilft Ihnen, zur Ruhe zu kommen.

Es könnte sich so anhören: „Ich liege hier und fühle mich in meinem Oberkörper verkrümmt und ich fühle mich nicht flach auf dem Boden aufliegend. Tatsächlich fühlen sich meine Hüften nach rechts geneigt an, meine Brust scheint nach links zu ziehen und mein Kopf ist angespannt." Auf einmal werden Sie tief seufzen. „Ich habe soeben einen tiefen Atemzug genommen und fühle mich ein bisschen entspannter."

Wenn Sie so daliegen, beschreiben Sie jedes Gefühl, welches in Ihr Bewusstsein dringt. Mal scheint es, Sie hier zu zwicken, mal dort zu jucken. Plötzlich bemerken Sie vielleicht einen Schmerz in Ihrem Kiefer oder eine Verspannung in Ihrem Kreuz. Geben Sie sich Rechenschaft über alle körperlichen Gefühle, wie heiss oder kalt Sie haben, was sich leicht oder schwer anfühlt, frei oder angespannt, kribbelig, knorzig oder weich.

Das Geheimnis dabei ist, nicht nach Reaktionen zu suchen. Es ist viel interessanter, die Informationen zu sich kommen zu lassen. Sie lehnen sich zurück und irgendwann dringen Gefühle in Ihr Bewusstsein. Sie haben keine Ahnung, was als Nächstes auftaucht oder woher es kommt. Es ist ein bisschen wie ein Kinobesuch: Sie entspannen und warten darauf, was kommt. Wenn etwas auftaucht, beschreiben Sie es und dann warten Sie auf das Nächste, was kommt.

Von Zeit zu Zeit denken Sie vielleicht an irgendetwas. Das ist ganz normal. Sorgen Sie sich nicht deswegen. Wenn dies geschieht, ist es nützlich zu sagen: „Jetzt denke ich wieder." Warten Sie auf das nächste Gefühl. Wenn Sie feststellen, dass Sie sehr über etwas nachdenken, atmen Sie tief ein und lenken Sie Ihr Bewusstsein zurück in die Welt von „heiss/kalt, lang/kurz, gross/klein, angeregt/ruhig, fliessend/stabil".

Ich mag es besonders zu spüren, wie weit mein Kopf von meinen Füssen weg ist. Manchmal scheinen sie weit weg, manchmal nahe. Die Länge der Beine zu vergleichen, ist oft ein einfacher Weg, um sich wieder mit Ihrem Körper zu verbinden. Obwohl sie gleich lang sind, kann es sich anfühlen, wie wenn sie unterschiedlich in Länge, Grösse, Gewicht und verschieden weit vom Boden weg wären etc. Es kann Sie überraschen, wie sich so etwas anfühlt.

Wenn Schmerzen auftreten, stellen Sie fest, wie sie sich anfühlen. Ist da ein Gefühl von Druck oder fühlt es sich an, wie wenn sich etwas bewegen wollte? Ist Taubheit spürbar oder ein Kribbeln? Versuchen Sie genau herauszuspüren, wo der Schmerz ist oder ob er diffus und fein verteilt ist. Beschreiben Sie es laut. Sollte der Tinnitus sich zeigen, dann sagen Sie: „Ich fokussiere mich auf meinen Tinnitus" und warten Sie auf das nächste Gefühl, das auftaucht.

Der Verstand langweilt sich ziemlich schnell und wird nicht lange beim Tinnitus verharren, da er von etwas anderem abgelenkt wird. Das kann sehr aufschlussreich sein. Wenn Sie sich auf den Tinnitus fokussieren, werden Sie feststellen, dass Sie nach ein paar

Sekunden an etwas anderes denken. Wenn Sie mir nicht glauben, versuchen Sie die Zeit zu ermessen! Ich wette, Sie können sich nicht mehr als eine Minute lang auf den Tinnitus fokussieren, ohne dass Ihr Verstand nicht zu etwas anderem abwandert. Wir alle glauben, dass wir die ganze Zeit an ihn denken, aber die Realität ist eine andere. Das mag sehr überraschend sein. Für mich war es das, aber gleichzeitig sehr befreiend. Nun denn, wo bin ich stehengeblieben? Wenn Ihr Verstand beginnt abzugleiten, gehen Sie zurück in den Körper und warten Sie, bis das nächste Gefühl auftaucht.

Wenn es sich anfühlt, wie wenn Sie nichts mehr zu beschreiben hätten, ist das sehr interessant. Warten Sie noch. Bald wird etwas anderes auftauchen.

Es ist unglaublich hilfreich zu lernen, wie man in diesem Stadium des Körperbewusstseins lebt. Es ist, wie wenn man eine Alternative zum normalen Denkprozess entdeckt. Es führt Sie weg vom mentalen Geschnatter und verbindet Sie mit Ihren Gefühlen. Sie entwickeln ein präziseres Gefühl dafür, wie Sie sind. Wir alle wissen, wie sich unser Verstand manchmal verselbständigt und uns in Sorgen, Übertreibungen, Angst und irrationale Gedanken führt.

Wenn Sie Erfahrung damit haben, können Sie mitten in einem Streit, oder wenn Sie angstvoll sind, entscheiden, sich auf Ihr Inneres zu fokussieren. Das verändert die Dynamik total und verschafft Ihnen viel mehr Optionen. Beobachten Sie dies und freuen Sie sich darüber, wie Ihr Verstand wirklich ruhiger wird.

Level 5: **Loslassen**

Auf diesem Level kommt Bewegung in Ihre Beziehung zum Tinnitus, da dies das Stadium ist, wo er den Zugriff auf Ihr Bewusstsein zu verlieren beginnt. Jetzt kommen Sie in die Phase, wo Sie beginnen können, Ihr Bedürfnis, ihn die ganze Zeit zu überwachen, loszulassen. Sie fangen an, ihn als hilfreichen Indikator anzusehen, wie Sie sich fühlen; eher als ein Problem, das gelöst werden muss. Was dieses Level von den vorherigen unterscheidet, ist, dass Ihr Bewusstsein nicht länger in Ihrer Innenwelt eingeschlossen ist. Hier erweitern Sie Ihre Perspektive der Dinge. Sie sind im Stande, sich zurückzulehnen und zu beobachten, wie Ihr Körper und Ihr Verstand sich gegenseitig beeinflussen, ohne von Gefühlen, Reaktionen und Symptomen übermannt zu werden. Es gibt mehr Raum in Ihrem Bewusstsein. Loslassen ist dasjenige Level, wo Sie genügend Raum haben, einen objektiven Blick darauf zu werfen, wie der Tinnitus mit Ihrem Leben verflochten ist. Sie realisieren, dass Ihre innere Welt das Leben und die äussere Welt beeinflusst. Sie werden fähig, sich von aussen zu beobachten, und erkennen, was Sie sind, anstatt unbewusst in Ihren Verhaltensmustern gefangen zu sein.

Diese erweiterte Perspektive und dieser grossräumigere Zugang helfen Ihnen loszulassen. Zum Beispiel: Sie stellen fest, dass Sie in einer schwierigen Situation fähig sind, Ihre eigenen Reaktionen zu verarbeiten, ohne etwas auf die andere Person zu projizieren, wütend zu werden und in Ihren eigenen kochenden Reaktionen zu schmoren. Wenn Sie etwas irritiert, dann sind Sie fähig, Ihre Reaktionen zu verstehen, und machen weiter, anstatt sich mit ihnen zu beschäftigen.

Sie erkennen, wie der Tinnitus kommt und geht, in Abhängigkeit davon, wie es Ihnen geht, und so braucht er keine besondere Aufmerksamkeit mehr. Es wird dabei so NORMAL, dass Sie emotional nicht mehr auf sein Erscheinen und Weggehen reagieren, und so empfinden Sie es nicht länger als interessant oder als Problem.

Bis jetzt hatte der Tinnitus einen grossen Einfluss auf Sie und auf Ihren Alltag, aber hier erreichen wir nun das Stadium, wo Sie beginnen, wirklich die Wahl zu haben. Sie können sich von Zeit zu Zeit auf ihn fokussieren, aber es ist nicht wichtig. Auf diesem Level könnten Sie sogar von ihm gelangweilt sein, um offen zu sein. Sie beginnen ihn zu vergessen und fokussieren sich auf andere Dinge.

Wenn Sie jemand fragt, wie das so ist, müssen Sie innehalten und es zuerst herausfinden, bevor Sie antworten können. Er ist immer noch da, aber da ist auch das Gefühl, dass er sich wirklich zurückzieht und leiser wird. Der Tinnitus ist ausgezogen und zum Nachbarn geworden, der aber von Zeit zu Zeit schon geräuschvoll sein kann.

Da Sie nun mehr Verantwortung für Ihr Wohlbefinden übernehmen, sind Sie jetzt den Reaktionen Ihres Nervensystems besser gewachsen.

Sie haben nun die Fähigkeit zu wählen, wie Sie reagieren wollen, sobald eine Herausforderung auftaucht, die Sie in grosse Wut, Frustration, Verzweiflung, Müdigkeit oder irgendeinen Geisteszustand bringt, der den Tinnitus anregt.

Sie können entweder die Beherrschung verlieren, schwanken, verstört werden oder wieder gegen den Tinnitus ankämpfen und damit ein oder zwei Level hinunterfallen. Oder Sie können Ihren eigenen Weg fortsetzen oder Ihren Therapeuten/Körpertherapeuten beiziehen und Unterstützung einholen beim Loslösen von Ihren Reaktionen.

Auf diesem Level wissen Sie, wie man mit brodelnden Emotionen umgeht und sie verarbeitet. Sie haben gelernt, die Dinge zu bewältigen, und verbringen viel mehr Zeit damit, zu entspannen und auf Ihre Reaktionen gegenüber dem Leben Acht zu geben.

Auf sich Acht zu geben, ist zu Ihrer zweiten Natur geworden. Sie kennen Ihre Grenzen und übernehmen nicht länger zu viele Verpflichtungen. Sie wissen, wann Sie sich Zeit reservieren müssen, um sich selbst zurück in die Spur zu bringen. Wenn Sie einen Rückfall haben, bringt Sie das angewachsene Vertrauen darin, wie Sie mit sich selbst umgehen, zur Ruhe und motiviert Sie, weiter in die richtige Richtung zu gehen. Selbst in einer Krise wissen Sie, dass Sie sich in ein oder zwei Tagen wieder besser fühlen werden.

Der Tinnitus hat Ihnen beigebracht, wie teuer Sie einen Wutanfall oder sich in negativen Gedankenprozessen zu suhlen, bezahlen müssen. Da Sie viel netter zu sich selbst geworden sind, können Sie damit aufhören, sich in den Zustand von Überforderung hineinzumanövrieren.

Ich erinnere mich daran, dass ich lange Zeit im Opfermodus steckengeblieben bin, wenn mein Tinnitus schlimm war. Wenn etwas Schreckliches passierte, empfand ich die Welt als unfair und mich als den ärmsten Depp. Ich fiel in mich zusammen und war frustriert über mich selbst, eingeschnappt, grübelnd und dann, wie wenn das nicht schon genug wäre, hasste ich mich dafür, schwach und nicht gut genug zu sein. Was war das für ein Albtraum!

Wenn heute etwas Schreckliches passiert, beobachte ich, wo mich dies körperlich betrifft. Ich verbinde mich mit diesen Gefühlen und lasse ihnen für einige Stunden oder gar Tage ihren Lauf. Ich beobachte, wie mein

Verstand reagiert, berücksichtige meine Bedürfnisse und stille sie. Das könnte zum Beispiel bedeuten: Um eine Umarmung zu bitten, Unterstützung zu erhalten oder meine Reaktionen einfach mit einem Therapeuten zu verarbeiten. Diese Herangehensweise ist viel praktischer und ich komme zurück aufs Wesentliche, anstatt das Problem durch eine Negativspirale zu verschlimmern. Ich behandle mich gut und nicht wie ein Tyrann.

Unsere Erfahrung zu beobachten, anstatt darin eingeschlossen zu sein, das ermöglicht weit mehr Möglichkeiten. Das ist der Unterschied zwischen: „Ich bin saumässig wütend" und „Huch, das ist interessant, da ist irgendwo Ärger und ich kann fühlen, wie ich meinen Kiefer anspanne oder mich so fühle, wie wenn ich wegrennen möchte." Das Erstere bedeutet, sich in den Emotionen zu verlieren und kann einen ziemlich überfordern, während das Zweite viel bewältigbarer ist, mehr Raum verschafft und mit der körperlichen Reaktion verbunden ist. Mit der körperlichen Reaktion verbunden zu sein, bedeutet, wir können auf etwas treffen, was wir loslassen können.

Wir alle haben die Macht, gut mit uns selbst umzugehen. Zu lernen, wie man das macht, ist einer der riesigen Vorteile von Therapiearbeit. Wir lernen Fähigkeiten fürs Leben, die alles viel bewältigbarer machen.

Wir können uns dem Leben mehr hingeben und müssen nicht länger so sehr an unseren Ängsten kleben. Ich glaube, alles lässt sich auf Liebe oder Angst herunterbrechen. Ein Grossteil der Arbeit am Tinnitus ist das Loslassen von Angst und ein liebevoller Zugang zu uns selbst und dem Leben um uns herum. Einfach zu wissen, dass wir Unterstützung haben und dass wir auf Tai-Chi, Meditationen, Qi Gong, Yoga etc. zurückgreifen können, ist sehr angenehm. Die zusätzliche Energie und Klarheit, die wir dadurch erhalten, dass wir zentrierter und mehr bei uns sind, macht alles leichter zu bewältigen.

In diesem Stadium können Sie ruhig in einem Raum sitzen, sich Ihres Tinnitus bewusstwerden und es ok finden. Er ist zu einem vertrauten Teil von Ihnen geworden und das fühlt sich gut an. Gerade so, wie wenn Sie sich hinsetzen, sich auf einen Schuh konzentrieren und sich darüber klar werden, wie sich das anfühlt, können Sie auf diesem Level wählen, mit dem Klingeln in Ihren Ohren dasselbe zu tun. Dieses kann unter Umständen Sinn machen, wenn Sie sich darauf konzentrieren, aber Sie brauchen das nicht mehr zu tun. Natürlich können Sie Ihren Schuh jederzeit an Ihrem Fuss spüren, aber Sie fokussieren sich nicht darauf, also existiert er in Ihrem Bewusstsein nicht. Der Tinnitus kann genauso wichtig werden, wie wenn Sie Ihren Schuh fühlen!

Diesen Zustand zu erreichen, ist äusserst nützlich, wenn man Tinnitus hat, weil sich hier Ihre Wahrnehmung von ihm ändert und er leise wird oder verschwindet. Sie realisieren, dass er nicht da ist, wenn Sie nicht an ihn denken. Sie setzen sich der Stille aus und suchen nach ihm, so kreieren Sie ihn wieder. Sie beginnen zu erleben, wie zerbrechlich, zaghaft und unwichtig das ganze Symptom ist. Es hat jede Macht über Sie verloren.

Die Herausforderung auf diesem Level ist, mit dem Tinnitus befreundet zu bleiben, wenn irgendetwas Negatives ihn zurückbringt. Müssen Sie kontrollieren, ob er noch da ist? Das ist der Punkt, wo wir daran arbeiten müssen, das Bedürfnis loszulassen, ihn zu kontrollieren. Sie wissen jetzt, dass das nur eine gutgemeinte Warnung ist, die Ihnen zeigt, dass Sie wieder auf sich Acht geben müssen. Er versucht nur, Ihnen zu helfen. Wertschätzen Sie ihn, wenn er in Ihrem Bewusstsein auftaucht, und danken Sie ihm dafür, dass er Sie daran erinnert, ein bisschen besser auf sich Acht zu geben.

Was geschieht in Ihnen, wenn er auftaucht? Das ist die nützlichste Fragestellung. Schauen Sie auf Ihre Reaktion gegenüber dem Tinnitus anstatt auf ihn selber. Was erzählt er Ihnen über Sie? Sind Sie ein Perfektionist, voller Frustration oder treiben Sie sich selbst zu hart an? Welcher emotionale Zustand bringt Sie zu dieser Reaktion?

Technik 7: Audiovisualisierungs-Technik

Menschen mit Tinnitus gibt man oft ein Hilfsmittel, um Geräusche in ihren Ohren zu produzieren, welche sie von ihrem Tinnitus ablenken. Je weniger sie sich auf ihn konzentrieren, desto wahrscheinlicher können Sie die Symptome loslassen. Ich biete Ihnen hier als Alternative zu so einem Hilfsmittel eine Technik an, wobei Sie das stärkste Tool einsetzen, welches Sie haben: Ihr Vorstellungsvermögen.

Es ist einfach, die Augen zu schliessen und sich das Gesicht von jemandem, den wir lieben, vorzustellen oder einen schönen Strand oder einen Blick über die Berge. Wir können uns auch sehr leicht an Töne erinnern. Diese Technik entwickelt diese Fähigkeit zu einem interessanten Tool, um mit Tinnitus umgehen zu können.

Wenn Sie diese Audiovisualisierungs-Technik ein paar Mal gemacht haben, dann werden Sie herausfinden, dass Ihre Fähigkeit, sich auf vorgestellte Töne zu konzentrieren, stärker und stärker wird. Je mehr Ihr Verstand fokussiert ist, desto grösser ist die Auswahl daran, was Sie erleben möchten. Mit einiger Übung können Sie lernen, einen Wasserfall um Sie herum zu hören, währenddem Sie mit der U-Bahn fahren. Und noch wichtiger: Sie können lernen, einen angenehmen

Ton in Ihrer Vorstellung zu hören, was sehr viel akzeptabler ist, als einfach mit Tinnitus dazusitzen, wenn es ringsherum ruhig ist.

Sie benötigen 20 ungestörte Minuten für diese Übung. Setzen Sie sich bequem irgendwohin, wo es ruhig ist und Sie nicht gestört werden. Lesen Sie das langsam durch und lassen Sie zu, dass Ihre Vorstellungskraft einsetzt, lebendig und farbenfroh wird.

Machen Sie es sich bequem und nehmen Sie ein paar tiefe Atemzüge. Machen Sie die Anspannungs-, Entspannungs-Übung von den Füssen bis zu Ihrem Gesicht; das hilft Ihrem Verstand, sich zu beruhigen und fokussierter zu werden.

Stellen Sie sich vor, Sie stehen neben einem kleinen Wasserfall in einem Wald. Wie sieht er aus? Welche Farbe hat er? Ist er im Schatten oder scheint die Sonne auf ihn? Gehen Sie näher heran, fühlen Sie die kühle Feuchtigkeit auf Ihrem Gesicht und riechen Sie das erdige Moos, welches die Luft erfüllt.

Hören Sie zu, wie das Wasser zwischen den Steinen gluckert. Halten Sie für einen Moment inne und hören Sie dem in Ihrer Vorstellung wirklich zu. An einigen Stellen können Sie es tröpfeln hören. Hören Sie, wie jeder Tropfen in den Teich hinunterfällt. An anderen Stellen können Sie hören, wie es sprudelt und gegen die Felsen spritzt. Vielleicht müssen Sie für einige Sekunden Ihre Augen schliessen, damit das vor Ihrem geistigen Auge Form annehmen kann.

Gehen Sie noch näher heran und hören Sie es durch Ihr linkes Ohr. Stellen Sie sich vor, die Töne kommen von Ihrer linken Seite, wie wenn der Wasserfall sich auf der linken Seite des Stuhls, auf dem Sie sitzen, ergiesst. Dann stellen Sie sich vor, Sie könnten den Wasserfall hinter sich bringen und ihn hinter Ihrem Genick und Rücken wahrnehmen. Es könnte Sie schon fast frösteln beim Gedanken daran, wie das Wasser Ihren Rücken hinunterläuft. Dann bewegen Sie den Wasserfall langsam weiter, so dass Sie ihn nun auf der rechten Seite Ihres Stuhls hören. Lassen Sie sich Zeit dafür, geniessen Sie die Eigenschaften des fliessenden Wassers und wie es um Sie herum tönt. Schliessen Sie Ihre Augen und versuchen Sie es gerade jetzt. Ist es einfacher, sich die Töne auf der einen Seite vorzustellen als auf der anderen?

In einem anderen Teil des Wasserfalls sprudelt das Wasser ziemlich heftig. Hören Sie, wie es unten laut gegen einen grossen Felsen spritzt. Dieses Geräusch ist unregelmässig, wird manchmal schneller, wenn mehr Wasser kommt, verlangsamt sich und wird leiser. Bringen Sie den Wasserfall vor sich, machen Sie sich bereit, ihn in einen tosenden Sturzbach zu verwandeln. Nehmen Sie wahr, dass es zu regnen begonnen hat. Sie können es prasseln und auf den Boden klatschen hören im Wald um Sie herum. Plötzlich ertönt ein Donnerschlag und der Himmel verdunkelt sich. Der Regen wird zunehmend stärker und stärker, bis er gegen die Blätter der Bäume spritzt und den Boden überall durchnässt. Lassen Sie ihn zu tropischen Niederschlägen werden, mit schweren, fetten Regentropfen, die die Bäume peitschen und überall Pfützen bilden. Können Sie den Wasserfall immer noch hören? Der Lärm ist jetzt so laut, dass Sie schreien müssten, wenn Sie mit jemandem sprechen wollten.

Das Wasser stürzt und bricht den Wasserfall herunter. Hören Sie die tiefen, hämmernden Töne, wenn diese Wasserwand in den Teich stürzt, wobei eine schäumende Masse von brodelndem Wasser und Gischt in alle Richtungen spritzt. Spüren Sie, wie die kühle Gischt in Ihr Gesicht fliegt und freuen Sie sich an diesem erfrischenden Gefühl. Noch ein Donnerschlag und nun peitscht der Regen jeden Zentimeter des Waldes. Sie können durch diesen dichten Sprühnebel keine zehn Meter weit sehen. Das Wasser stürzt vor Ihnen herunter. Es ist so laut, dass Sie spüren, wie es in Ihrer Brust dröhnt, zusammen mit dem Hämmern des Wassers gegen die Felsen.

Lassen Sie es zu, dass die Dunkelheit langsam zurückweicht, der Himmel aufhellt und der Regen langsam schwächer wird. Der Wasserfall rast immer noch, aber das Geräusch des Regens ist verschwunden. Ein Sonnenstrahl bricht durch und übrig bleibt Ihnen nur das Geräusch des Wassers, wie es in den tiefen Teich stürzt. Lassen Sie die Frequenz schrittweise absinken und zu einem Tröpfeln werden. Sie sehen, wie die Tropfen an den Felsen hinunterrinnen und in den Teich gleiten. Sie können hören, wie die Tropfen von den Bäumen in die Pfützen fallen. Sie beginnen zu hören, wie die Vögel auf den Ästen singen. Lassen Sie die Geräusche sanft und entspannt in den Hintergrund treten.

Beim Lesen, wette ich, haben Sie viele Geräusche in Ihrem Kopf gehört. Es ist fast unmöglich, es nicht zu tun. Versuchen Sie das noch einmal, aber mit geschlossenen Augen und diesmal sind Sie verantwortlich. Freuen Sie sich an Ihrer eigenen Kreation der Töne und gehen Sie in so viele Details wie möglich.

Das Aussergewöhnliche an dieser Übung ist, dass, wenn Sie sich darin vertiefen, Ihr Verstand den Tinnitus vollkommen loslässt und sich darauf fokussiert, was Sie von ihm verlangen. Mit einiger Übung können Sie die Fähigkeit ausbilden, auf eine stark fokussierte Weise zu hören, was Ihnen hilft, die Stille vom Tinnitus zu trennen. Ich habe herausgefunden, dass diese Übung meiner Fähigkeit, die Stille zu hören, geholfen hat.

Wenn Sie das ein paar Mal gemacht haben, können Sie es jetzt auch versuchen, wenn der Fernseher oder Musik läuft oder Sie im Zug reisen. Durch Ihre Vorstellungskraft können Sie lernen, Ihre volle Aufmerksamkeit auf diese imaginären Geräusche zu fokussieren, wenn viel Lärm und Ablenkung um Sie herum ist. Je mehr Sie diese Technik erkunden und geniessen, desto fokussierter werden Sie bleiben können. Wenn ich die öffentlichen Verkehrsmittel benutze, stelle ich mir oft die Geräusche des tosenden Wasserfalls um mich herum vor. Das gibt mir ein gutes Gefühl.

Ich geniesse es, mir vorzustellen, wie ich im Wasserfall stehe, so dass ich hören, riechen, schmecken und fühlen kann, wie das kühle Wasser um mich herum herunterfällt. Ich habe mich so daran gewöhnt, dies zu tun, dass es belebend, beruhigend und erfrischend ist. Es ist das perfekte Gegenmittel zu unangenehmen Situationen, die mich möglicherweise stressen.

Die besten imaginären Töne sind diejenigen, die Sie lieben, ob das nun Ihre singende Mutter, der Wind in den Bäumen, draussen spielende Kinder oder das Lachen Ihres besten Freundes ist. Welches Geräusch Sie auch immer wählen, spielen Sie damit in Ihrem Verstand. Je mehr Sie das verändern und die Möglichkeiten ausloten, desto tiefer können Sie in diesen Teil Ihres Verstandes eindringen.

Hier sind einige weitere, interessante Audiovisualisierungen:

> *Lied*
>
> *Finden Sie eine Aufnahme eines Lieds, das Sie gut kennen und lieben. Setzen Sie sich hin und spielen Sie es vom Anfang bis zum Ende und versuchen Sie, sich die Worte einzuprägen. Wenn es fertig ist, spielen Sie es nochmals, nur in Ihrem Kopf, ab. Schauen Sie, wie weit Sie kommen. Können Sie alle Worte bis zum Schluss hören?*
>
> *Wenn eine neue Strophe beginnt, verändern Sie die Stimme zu der eines anderen Sängers zum Beispiel eines Männerchors oder einer Operndiva. Versuchen Sie, Ihre eigene Stimme zu hören. Vielleicht möchten lieber eine instrumentale Version mit lediglich Saiteninstrumenten und überhaupt keiner Stimme hören. Haben Sie Spass. Je lächerlicher und lustiger es ist, desto leichter können Sie sich darauf fokussieren.*
>
> *Holen Sie die Sänger näher heran und lassen Sie sie in Ihr linkes Ohr singen und dann ins andere. Verändern Sie ihre Position und lassen Sie sie um Sie herumspazieren. Wählen Sie jemand Attraktiven und geniessen Sie die neckische Art, wie er/sie zu Ihnen singt. Je sexyer die Stimme ist, desto einfacher kann man sich darauf fokussieren.*
>
> *Dann stellen Sie sich vor, Sie seien der Dirigent und erhöhen das Tempo. Hören Sie zu, wie die sich anstrengen müssen, um Schritt zu halten, und dann verlangsamen Sie wieder.*

> *Lachen*
>
> *Hören Sie sich selber lachen, dann hören Sie, wie Ihre Familienmitglieder auch zu lachen beginnen. Dann hören Sie Menschen draussen lachen, bis die ganze Welt laut lacht. Währenddem Sie im Bus, im Flugzeug oder in der U-Bahn sitzen, stellen Sie sich vor, wie jede einzelne Person lacht. Bemerken Sie, wie jede Person ganz unterschiedlich lacht. Währenddem Sie am Checkout warten, beobachten Sie die Leute und stellen Sie sich vor, wie jede einzelne Person tönt, wenn sie vor Lachen brüllt. Das ist ein grosser Spass und versetzt Sie in eine gute Stimmung, sogar zur Stosszeit in einer U-Bahn.*

Mit ein bisschen Übung bringen all diese erfreulichen Geräusche Ihren Verstand vom Tinnitus weg. Es ziemlich schwierig, Ihren Tinnitus zu hören, wenn Sie wirklich auf die Geräusche in Ihrem Verstand fokussiert sind. Sie heben Ihre Stimmung, haben eine starke Auswirkung auf Ihre Laune und darauf, wie entspannt Sie sich fühlen. Ich ermuntere Sie, dies zu tun. Nutzen Sie Ihre Vorstellungskraft und entdecken Sie, wie sehr Sie Ihr Zentralnervensystem positiv beeinflussen können!

Level 6: **Erstarkt**

Der Tinnitus ist nun ausgezogen und wohnt in der Nachbarschaft. Aber Sie sind Freunde geworden, und Sie wissen, dass er da sein wird, Ihnen helfen wird, Ihr Zentrum wiederzufinden und ein gutes Gesundheitsgefühl zurückzuerlangen, falls Sie die Balance zu Ihrem Körper verloren haben. Die meiste Zeit sind Sie sich Ihres Tinnitus nicht bewusst, aber wenn Sie in der Stille sitzen, können Sie ihn möglicherweise wieder antreffen. Geradeso gut können Sie aber auch nur die Stille wahrnehmen.

Der Kern hierbei ist, dass Sie praktisch kein Interesse mehr haben, Ihren Tinnitus zu kontrollieren. Warum sollen Sie sich überhaupt darum kümmern? Es gibt kein Problem. Sie wissen, dass, wenn Sie nach ihm suchen, Sie ihn zuweilen als leichtes Geräusch in der Ferne finden. Aber es ist unnötig, das auszutesten. Ihr Tinnitus ist nicht länger wichtig, so brauchen Sie ihn nicht mehr auszutesten.

Wenn Sie auf diesem Level arbeiten, haben Sie sich wahrscheinlich bereits ein exzellentes Unterstützungsnetzwerk aufgebaut, haben genügend Auszeit und wissen genau, wie Sie auf sich Acht geben müssen. Ihr Lebensstil ist ausgewogen, wenn die Energie stimmt, welche Sie für die Arbeit einsetzen, sich genügend kräftigende Zeit zur Entspannung und Wertschätzung für all die guten Dinge im Leben geben. Es ist ein ausgewogenes Geben und Nehmen. Ihr zentrales Nervensystem kann in einem neutralen Zustand verbleiben, so dass es entweder Energie in Aktivität umsetzen oder abschalten und wieder aufladen kann.

Wenn Sie sich genügend Zeit für das Loslassen, Voranschreiten und Entspannen gegeben haben, kann Ihr System wieder normal funktionieren.

Wie eine Batterie muss unser Nervensystem wieder aufladen, damit wir uns wohlfühlen.

Auf diesem Level fühlen Sie sich wohl, weil Sie gelernt haben, Hilfe zuzulassen und Unterstützung zu erhalten, wenn Sie sie brauchen. Sie haben sich daran gewöhnt, Schwierigkeiten oder Unwohlsein mit einem (Körper-) Therapeuten zu bearbeiten, wann immer Sie sich überfordert fühlen, und Ihre Probleme regelmässig mit guten Freunden zu besprechen. Es gibt nichts mehr, womit Sie nicht umgehen könnten. Wenn Sie auf grosse Herausforderungen stossen, haben Sie ein Gespür dafür, wie man am besten damit umgeht, und wissen, woher Sie Hilfe erhalten. Das alleine schon ist total angenehm und beruhigend. Kurz gesagt, Sie können in einer Position der Stärke entspannen und sind bereit zu handeln, wenn es nötig wird.

Der Tinnitus ist zu einem unglaublich nützlichen Führer geworden, der Sie zu einem viel besseren Gefühl für Ihre Gesundheit und Ihr Wohlbefinden leitet. Er hilft Ihnen, sich mit sich selbst auf einer viel tieferen Ebene zu verbinden und öffnet einen ganz neuen Weg des Seins und einen neuen Zugang zu Ihrem Selbstgefühl.

Die ganze Körpertherapie hilft Ihnen, auf einer tiefen Ebene mit Ihrem Körpergefühl in Kontakt zu treten, und Sie beginnen, sich der energetischen Reaktionen bewusst zu werden. Sie können sich auf eine nuanciertere Art auf die inneren Gefühle fokussieren und fühlen Veränderungen in der Temperatur, im Kribbeln, in der Leichtigkeit, im Gefühl von Weite und in der der Öffnung für eine sensiblere Verbindung mit dem Raum um Sie herum.

Ich habe herausgefunden, dass die Craniosacral-Therapie und die Core-Process-Psycho-therapie besonders gut sind, um eine grössere Sensibilität für das innere Bewusstsein zu entwickeln. Die sanften Berührungen der cranialen Arbeit verharren oft über eine längere Zeit an derselben Stelle. Das bedeutet, dass Sie nicht durch äussere Reize abgelenkt werden, dass sich Ihr Fokus ganz natürlich nach innen richtet und Sie sich der inneren Veränderungen bewusst werden, wenn Sie so daliegen. Ebenso kann ein Core-Process-Psychotherapeut dazu beitragen, Sie in Ihre Körperlichkeit zu leiten, so dass er oder sie Ihnen helfen kann, sich damit zu verbinden, welche Auswirkungen es auf Ihren Körper und Ihre inneren Gefühle hat, wenn Sie jedes einzelne Problem durcharbeiten. Es gibt immer einen Teil unseres Körpers, der auf jede einzelne Situation reagiert. Sich damit zu verbinden, kann wirklich dazu beitragen, die Art zu transformieren, wie wir an Dingen festhalten.

Zu Beginn scheint es wie Magie, aber dann werden Sie langsam realisieren, dass Ihr Körper weiss, was er tun muss. Alles, was Sie tun müssen, ist aus dem Weg zu gehen und die Unterstützung zuzulassen. Es ist wie eine eingebaute Intelligenz und eine die Eigendynamik ordnende Kraft und hilft, die Dinge ohne Anstrengung auf die Reihe zu kriegen. Es kann äusserst inspirierend sein zu fühlen, wie sich etwas in Ihrem Innern ganz natürlich klärt, und dies ganz ohne Anstrengung. Es ist eindeutig eine innere Kraft vorhanden, die weiss, was sie will. Wenn Sie lernen loszulassen, erlaubt dies der Lebens- oder der dynamisch ordnenden Kraft, immer wirkungsvoller zu werden. Je mehr ich gelernt habe, mich auf diese zentrierende und organisierende Kraft einzulassen, desto mehr war ich fähig, Unwohlsein und Schmerzen in meinem Körper loszulassen und weniger abhängig von Medikamenten und Manipulationen zu sein. Diese aufkommende Energie oder Lebenskraft steht für uns alle jederzeit bereit.

Wir müssen nur unsere Verbindung entsperren, sobald Sie in unserem Innersten aufkommt.

Heute lege ich mich nieder und versetze mich in einen tiefen Zustand der Ruhe, wenn ich einen Schmerz in meinem Körper fühle. Das beinhaltet, mit all den Dingen im Körper in Kontakt zu treten, die sich gut, ruhig und angenehm anfühlen. Wenn ich das dann stark empfinde, gehe ich in den Schmerz und erhalte ein Gefühl davon, wie er sich innen drin anfühlt. Wenn es ein wirklich schlimmer Schmerz ist, dann fokussiere ich mich nur auf seinen Rand, ohne mich ganz hineinzubegeben, um das Ganze zu bewältigen.

Wenn man sich an den Schmerz herantastet, fühlt man manchmal, wie wenn sich irgendetwas innen drin bewegen oder wie wenn sich ein Druck abbauen möchte. Ich nehme mir die Zeit, um mit diesem Brummen, Hämmern oder Angespanntsein in Kontakt zu treten. Nach etwa zehn Minuten wirklich sorgfältigem Fokussieren und Verbinden beginne ich, die Schmerzregion mit dem Rest des Körpers zu verknüpfen. Wenn ich eine Beklemmung im Herz spüre, merke ich, wie diese sich mit den Schultern verbindet, wie diese durch mein Atmen beeinflusst wird oder ob es sich in Richtung meines Vorder- oder Hinterkörpers eng anfühlt. Ich fühle buchstäblich um alles herum und kundschafte diese Gefühlseindrücke aus. Manchmal fühle ich, wie sich etwas verändert. Wenn Sie Ihr Bewusstseinsfeld so weit erweitern, dass es Ihren ganzen Körper umfasst, kann der Schmerz sich sozusagen vor Ihren Augen befreien. Es ist aussergewöhnlich, was wir allein durch Fokussierung erreichen können. Das ist eine altbekannte Tatsache bei Menschen, die viel meditieren, und es ist eine Fähigkeit, die sich durch Üben entwickelt.

Zum Glück haben wir so viel zur Verfügung, um unserer Gesundheit zu dienen durch all diese technischen Errungenschaften im Gesundheitswesen und der Medizin. Auf jeden Fall ist das Körperbewusstsein eine enorm unterschätzte Ressource, die wir nutzen können, um zu verändern, wie wir fühlen. Um wirklich gesund zu sein, müssen wir die äusseren, wissenschaftlichen Herangehensweisen mit den inneren Prozessen und dem Bewusstsein kombinieren. Beide sind gut, wenn aber beide zusammenarbeiten, ist es am besten.

Ich glaube, wir brauchen einen gesamtheitlichen Zugang zur Gesundheit, wo sowohl inneres Bewusstsein als auch äussere, wissenschaftliche Methodenkompetenz vereint sind. Ken Wilbers Herangehensweise an eine umfassendere Art zu leben, erklärt der Autor klar und einfach in seinem Buch „Ganzheitlich handeln." Das macht Sinn.

Weisheit in Bezug auf Gesundheit existiert seit Tausenden von Jahren und hat immer für diejenigen funktioniert, die sich bemühten sich zu informieren. Das Problem ist, dass Sie sich informieren müssen. Ich bin nicht gegen Medikamente oder Operationen, aber der Tinnitus ist ein Symptom, welches von unseren internen Prozessen und davon, wie wir mit uns selber umgehen, beeinflusst wird. Lieber als auf Medikamente und Operationen zurückzugreifen, was in gewissen Situationen äusserst hilfreich sein kann, versuche ich persönlich, zuerst mein Inneres zu ordnen und eine reale Möglichkeit zur Besserung zu implementieren, bevor ich auf eine invasivere Behandlungsweise zurückgreife.

Therapien öffnen diese innere Welt und sind von immensem Wert. Bleiben Sie lange genug dran und Sie werden Einsicht in den energetischen Bereich entwickeln, wenn Sie dies nicht bereits schon gemacht haben. Das kann die

Art, wie Sie an sich selbst und die Welt um Sie herum herangehen, verändern. Es öffnet buchstäblich einen vollständig andere Art des Seins.

Bei der ersten Craniosacral-Therapie-Behandlung erlebte ich meinen Körper direkt, und zwar nicht nur als Fleisch und Knochen, sondern als Gefäss von verschiedenen Energiearten, die in einer faszinierenden und kraftvollen Weise nachklangen. Wie viele Menschen bin ich sensibel genug, um diese energetische Perspektive laut und klar wahrzunehmen, und die Therapie hat mein Bewusstsein für den Körper als Gefäss von sich bewegenden Flüssigkeiten und Energien verbessert. Das hat einen grossen Einfluss auf Ihre Gesundheit, Ihren Verstand und Körper.

Zu verstehen, wie wir uns psychisch entwickeln, ist ebenfalls eine immense Hilfe. Wenn wir beginnen, uns der Verhaltensmuster bewusst zu werden und woher sie kommen, kann auch dies uns wirklich helfen, Stärke zu entwickeln, die uns langsam, langsam über einen gewissen Zeitraum hilft, unsere übliche Weise, wie wir in der Welt agieren, loszulassen.

Schauen wir uns den typischen Menschen mit Tinnitus einmal genauer an. Als Kind bekam er/sie früher nicht genügend Liebe. Als Folge davon wächst er/sie zu einer stark getriebenen und kampfbereiten Person heran, die versucht sich selbst und den Eltern zu beweisen, dass sie es wert ist, Liebe und Aufmerksamkeit zu erhalten. Sie verbringen ihr ganzes Leben damit, dieses Gefühl der inneren Leere aufzufüllen und schaffen so die idealen Bedingungen dafür, dass Symptome wie der Tinnitus in Erscheinung treten können. Jeder Tag ihres Lebens ist angefüllt mit dem vorherrschenden Gefühl, nie genug zu haben, nie zufrieden oder in Frieden zu sein. In diesem Buch habe ich viele oberflächliche Gründe für den Tinnitus erwähnt wie zum Beispiel geschieden zu werden, zu hart zu arbeiten, Erschöpfung.

Wenn wir nun die tieferen Gründe betrachten, ist, das was unter dem Strich wirklich zählt, dass da sehr häufig ein Mangel an beständiger Liebe, an garantierter, fortdauernder Geschütztheit und an Sicherheit von Seiten unserer Eltern vorliegt. Unsere frühesten Erfahrungen begründen unsere stärksten Reaktionen, welche die zentrale Struktur unserer Persönlichkeit bilden. So ein „Fehlstart" kann Muster von Mangel und Frustration einpflanzen, was im späteren Leben zu Tinnitus führt. Hier kann die Psychotherapie immens wohltuend sein.

Langsam aber sicher entdecken wir die tieferen Gründe für unseren inneren Kampf, der im Innersten unseres Seins verankert ist. Wenn wir uns mit unseren tiefsten Kämpfen arrangieren können, dann endet und beruhigt sich etwas. Wenn wir fähig sind, Frieden mit unseren allerinnersten Erfahrungen zu akzeptieren und zu schliessen, dann hat der Tinnitus keine Chance, da er etwas ist, was sich von inneren Widerständen nährt!

Die Herausforderung auf Level 6 ist, sich durch Ihre allerinnersten Widerstände durchzuarbeiten und Akzeptanz und Auflösung zu finden, so dass Sie das Bedürfnis, Ihren Tinnitus zu erklären und zu verstehen, loslassen können. Ich gebe gerne zu, dass dies ein wenig viel verlangt ist, aber auf diesem Level sollten Ihre Ziele im Leben eher Frieden und Zufriedenheit sein.

Auf tieferen Levels ist es hilfreich zu wissen, wie der Tinnitus funktioniert und was wir machen, um ihn aufrechtzuerhalten. Es kann wirklich tröstlich sein zu verstehen, was mit Ihnen passiert und wie der Tinnitus loszulassen ist. Um in ein tieferes Gefühl von Frieden einzutauchen, hilft es jedenfalls, das Bedürfnis loszulassen, den Tinnitus zu kontrollieren. Ich denke, es ist viel nützlicher, mit dem Körpergefühl zu arbeiten. Wenn wir einmal gelernt haben, uns auf Reaktionen zu fokussieren, die real und in uns lebendig sind, können wir mit etwas arbeiten, was 100% echt und ein Teil von uns ist, und somit direkte innere Antworten erhalten. Wenn Sie bei dem bleiben, was Sie fühlen und Ihre inneren Antworten verarbeiten, dann arbeiten Sie so nahe an Ihrer maximalen Gesundheit wie überhaupt möglich. Ihr Körper ist der beste Arzt, den es gibt. Gewähren Sie ihm die richtige Aufmerksamkeit und er wird Ihnen zeigen, was zu geschehen hat.

Es ist einfach: Ihr Körper zeigt Ihnen dauernd, wie er reagiert, indem er Sie mit den klarsten, verlässlich und ehrlichsten Informationen versieht. Lassen Sie sich von diesen Informationen lenken.

Wenn Sie Ihr energetisches Bewusstsein mit Meditation entwickeln und intensive (Körper-) Therapien wie Craniosacral-Therapie oder Core-Process-Therapie machen, dann wird es Ihnen dabei helfen, sich mit dieser inneren Intelligenz zu verbinden. Es ist erstaunlich und lässt Demut aufkommen. Ich hoffe wirklich, dass Sie die Chance ergreifen, sich damit zu verbinden.

Technik 8: Atemtechnik

Das ist eine Atemübung von Dr. Leon Chaitow, einem Professor der Westminster Universität in London, die ich leicht angepasst habe. Er widmete viele Jahre dem Gesundheitsstudium im Allgemeinen und hat viel geforscht im Bereich des Atmens. Es ist erstaunlich, dass Sie in nur ein paar Minuten einen sofort beruhigenden und zentrierenden Effekt fühlen können. Wenn Sie in Panik sind, Ihren Fokus von etwas ablenken müssen oder sich in irgendeiner Situation beruhigen wollen, dann versuchen Sie dies:

Beginnen Sie, durch eine schmale Öffnung Ihrer Lippen auszuatmen, wie wenn Sie durch einen Strohhalm blasen würden. Fühlen Sie den Druck in Ihrem Bauch bei dieser leichten Anstrengung. Das ist Ihr Zwerchfell, das für Sie arbeiten muss, um das tun zu können. Atmen Sie so lange aus, bis Sie wissen, dass Sie wieder einatmen wollen und stoppen Sie dann für einen Moment.

Schliessen Sie Ihre Lippen, dann lassen Sie los und entspannen sich. Machen Sie „Ferien"! Wenn Sie dies mit immer noch geschlossenen Lippen tun, fühlen Sie, wie die Luft durch Ihre Nase zurückströmt und Ihren Bauch füllt. Fühlen Sie, wie sich Ihr Bauch füllt. Dann gehen Sie wieder zurück zum Anfang und beginnen Sie wieder, durch Ihre Lippen auszuatmen.

Wenn Sie das die ersten paar Male tun, wird Ihnen vielleicht etwas schwindlig. Falls das passiert, kehren Sie für ein paar Atemzüge zur normalen Atmung zurück und versuchen Sie es dann wieder. Ich empfehle, diese Übung öfters zu machen, aber nur für jeweils zehn Atemzüge. Ihr Atem wird langsam mehr und mehr im Bauch zentriert werden, wenn Sie diese Technik immer wieder anwenden. Dort atmen wir nämlich, wenn wir entspannt und ruhig sind.

Sie erkennen gestresste Menschen immer daran, dass sie in ihrem oberen Brustbereich atmen und können dabei sehen, wie sich die Schultern auf und ab bewegen.

Das Beste an dieser Technik ist, dass das Wichtigste geschieht, wenn Ihre Lippen geschlossen sind und Sie gar nichts tun – zum Beispiel wenn die Luft von ganz alleine einströmt. Fühlen Sie, wie die Luft ungehindert hinunterströmen und Ihren Unterbauch füllen möchte.

Diese Technik ist brillant, um diese ärgerlichen Gedankenmuster loszulassen, die manchmal überhandnehmen. Den Fokus vom Denken hin zum Atmen zu lenken, kann Ihre Fähigkeit, sich gut zu konzentrieren, massiv verändern. Diese Technik hilft Ihnen zu üben, wie man mit jedem einzelnen Atemzug loslassen kann. Ausserdem verändert es die Sauerstoff/Kohlen-dioxid-Balance in jeder Zelle Ihres Körpers. Nach einer gewissen Zeit wird der Austausch der Gase weniger extrem und pendelt sich ein. Anstatt grosse Mengen von Sauerstoff ein- und grosse Mengen von Kohlendioxid auszuatmen, wird der Austausch leichter, so dass sich der Körper mehr beruhigen und entspannen kann. Versuchen Sie dies und machen Sie sich klar, wie Sie atmen. Ich verwende dies jedes Mal, wenn ich meine Gedanken sammeln oder zur Ruhe kommen möchte.

Level 7: **Befreit**

Wenn ich an die Reise zurückdenke, auf der ich mit dem Tinnitus war, bin ich erstaunt, wie sehr sich mein Leben zum Besseren gewandelt hat. Für mich hat sich der Tinnitus wie ein spiritueller Führer verhalten, weil er direkt dafür verantwortlich ist, dass ich ein echtes Gefühl von Gesundheit, Wohlbefinden und Stärke gefunden habe. Ich kann ehrlich sagen, dass ich jetzt glücklicher bin als je zuvor und, wenn Sie mir das auf Level 1 vorausgesagt hätten, ich ungläubig gelacht und geknurrt hätte: „Unmöglich!"

Als mein täglich anhaltender Fokus sich vom Kopf in den Körper bewegte, begann ich Dinge zu fühlen, die ich ein paar Jahre zuvor für unmöglich gehalten hätte. Früher verbrachte ich die ganze Zeit in meinen Gedanken und mit meiner Aufmerksamkeit gerichtet auf und um meinen Kopf herum. Heute fühle ich mich meistens in meinem Herzbereich zentriert. Wenn ich die Strasse entlanglaufe oder mit Leuten zusammensitze, kann ich eine starke Interaktion zwischen uns spüren, oft in meinem Herzbereich. Es fühlt sich an wie eine magnetische Verbindung oder ein sanftes Hin und Her. Dies erscheint unabhängig von meinen Gedanken und gibt mir wertvolle Informationen, die ganz unterschiedlich zu dem sein können, was ich denke. Tatsächlich verlasse ich mich heute mehr auf meine Gefühle als auf meine Gedanken, wenn ich eine Entscheidung treffen muss. Das Gefühl ist viel verlässlicher als mein neurotischer Verstand!

Diese ganze Arbeit hat ein Bewusstsein geöffnet, für den Raum, der über den physischen Körper hinausgeht. Wenn ich mit Menschen zusammen bin, fühle ich die Resonanz im Raum zwischen uns, was inspirierend ist. Der Tinnitus hat mich in eine Art des Seins geführt, die sehr unterschiedlich ist zum Leben in einem engen, mit Gedanken vollgepackten Kopf. Es ist sehr angenehm, ein Gespür dafür zu entwickeln, wie das grössere Bild aussieht und wie alles miteinander verbunden ist. Es erfüllt Sie mit Ehrfurcht und Wertschätzung und lässt Sie die tiefe Erfahrung machen, dass alles in Ordnung ist.

Ich wünschte, ich könnte Ihnen zeigen, wie das ist. Nun gut, als Therapeut kann ich zumindest damit anfangen. In der Zwischenzeit ermutige ich Sie, Ihre Reise fortzusetzen, damit Sie in Ihrem Körper Frieden finden. Der Tinnitus ist ein so offensichtlich hilfreicher Führer zu diesem Ziel. Sobald Sie in einer positiven Weise auf ihn hören, können Sie zu dem gelangen, was für Sie richtig ist. Mit Unterstützung und Ermutigung wird sich die Beziehung mit dem Tinnitus von der eines schrecklichen Tyrannen, der alles unter Kontrolle hat, zu der eines hilfreichen Führers wandeln, der Sie zur besseren Gesundheit und Bewusstwerdung führt.

Wenn Sie sich vom Tinnitus helfen lassen, werden Sie langsam innerlich klarer und bewusster. Vertieftes und sorgfältiges Arbeiten wie Core-Process-Psychotherapie, Craniosacral-Therapie oder Meditation und die Fokussierung auf Ihr Inneres erlaubt es Ihnen, sich für eine tiefe Erfahrung zu öffnen in Bezug auf ein mit allem verbundenen Selbst. Machen Sie sich klar, dass es mit therapeutischer Unterstützung möglich ist, ganz tiefe Stadien der Ruhe zu erleben. Wenn Sie sich mit dem verbinden können, was hinter den Kulissen abläuft, dann können Sie wirklich damit beginnen, die Ruhe zu erfahren.

Sie werden sich eines lebendigen und friedvollen Zustands bewusst, wo Sie Ihr Zentrum ganz deutlich fühlen. Ihr Verstand ist ruhig und fokussiert und Sie fühlen sich mit allen Dingen um Sie herum verbunden. Es ist äusserst inspirierend, an diese Zustände des Seins zu rühren, weil dies uns hilft, auf eine neue Ebene des Bewusstseins zu gelangen.

Die Bücher von Ken Wilber: „Ganzheitlich handeln", „Wege zum Selbst", und „Einfach „Das" " verschaffen einem einen sehr klaren Einblick, wie sich unsere Bewusstseinsebene während unseres Lebens dramatisch verändern kann. Es ist erstaunlich, was mit unserem Selbstgefühl geschieht, wenn wir uns wirklich auf eine tiefe Stille einlassen. Das Buch von Thich Nhat Hanh „Das Herz von Buddhas Lehre" gibt uns einen klaren Einblick in den Begriff des Selbst und wie der Buddhismus einen Weg aus dem Leiden zurück zum Wohlbefinden öffnet. Jede spirituelle Basis verschafft uns unbezahlbare Unterstützung, um auf einer tieferen Ebene loszulassen. Ich ermutige jeden, sich diese Art von Unterstützung einzuholen.

Ich empfinde den Tinnitus oft als Symptom, welches, wenn es denn sprechen könnte, sagen würde: „Hör auf deinen Körper, hör auf dich selbst, hör darauf, was in deinem Inneren abläuft." Das versucht der Tinnitus nämlich, nicht wahr? Er bringt die Menschen dazu, auf sich selber zu hören, wie dies nichts anderes kann. Er bringt Sie dazu, sich innerlich zu fokussieren. Wenn Sie das entsprechend tun, verändert sich der Tinnitus.

Ich selber denke, das ist kein Zufall. Als Craniosacral-Therapeut habe ich gelernt, einen tiefen Respekt vor Symptomen zu haben. Sie sind oft eine direkte Verbindung zurück zu Ihrer Gesundheit, weil sie zeigen, wo das Problem liegt. Alles, was wir wirklich tun müssen, ist, ihnen Aufmerksamkeit zu widmen und herauszufinden, was sie uns mitzuteilen versuchen. Das ist gar keine so an den Haaren herbeigezogene Vorstellung, wenn Sie darüber nachdenken. Wenn da irgendein Schmerz ist, dann ist etwas falsch. Autsch! Nicht gut! Wir müssen uns darauf fokussieren. Das versucht der Körper zu erreichen – unsere Aufmerksamkeit auf diese eine Stelle zu richten. Er tut dies ohne Anstrengung. Unglücklicherweise machen wir oft das Gegenteil und versuchen den Schmerz mit Schmerzmitteln auszulöschen. Mit dem Schmerz umzugehen, ist das eine, aber ihn nicht sehen wollen und so zu tun, als ob alles in Ordnung wäre, ist nicht gesund und ist, wie wenn man für die Zukunft um noch stärkere Probleme bitten würde.

Je mehr wir uns darauf fokussieren, wie sich unser Körper fühlt, desto mehr begreifen wir, wie gut es uns geht oder was wir angehen müssen. Lesen Sie das Buch „Focussing" von Eugene Gendlin, um einen leicht lesbaren und umsetzbaren Weg in dieses Gebiet zu bekommen. Ich bin meinem eigenen Tinnitus dankbar, dass er mir diesen herausfordernden, aber lohnenden Weg zurück zu meiner Gesundheit gezeigt hat. Er hat mich dazu veranlasst, meine Ernährung, Übungen, meinen Schlaf, mein Sozialleben und meine Ruhemuster enorm zu verändern. Er war ein unglaublich präziser Führer, der mir genau zeigte, was für mich richtig ist.

Es ist keine Übertreibung zu sagen, dass der Tinnitus der beste Doktor, Lehrer, Therapeut, Freund und Führer war, den ich je hatte. Was ihn so gut macht, ist, dass er für mich goldrichtig ist, zugeschnitten auf meine Bedürfnisse und niemandes anderen.

Da der Tinnitus in Ihrem Körper auftaucht und wirklich nur eine auditive Rückmeldung ist, welche Sie direkt mit dem Zustand Ihres Nervensystems verbindet, lernen Sie, direkt damit zu arbeiten, was für Ihren Körper das Beste ist. Was könnte besser sein als das?

Während wir nun auf die „magische Pille" warten, die eingreift und diesen hochintelligenten und nützlichen Mechanismus abstellt, uns Stille beschert (grossartig!), aber uns auch im Dunkeln darüber zurücklässt, was überhaupt der Auslöser war (nicht so grossartig!), ermutige ich Sie dazu, daran zu arbeiten, wie Sie sich innen drin fühlen und sich besser zu fühlen.

Mein Ziel beim Schreiben dieses Buches ist, Ihnen einen Weg zu zeigen, der funktioniert. Das macht Sinn. Viele Leute durchlaufen diesen Prozess, sich konstant besser zu fühlen. Das Einzige, was Sie daran hindert, in dieselbe Richtung zu gehen, sind Sie selbst! Behalten Sie immer den Saboteur im Auge. Werden Sie sehr argwöhnisch in Bezug auf Ihr Verhalten, wenn Sie denken: „Oh, das hat für ihn funktioniert, aber es wird nicht für mich funktionieren, ich finde keine Ruhe, ich bin zu müde, oh, das ist zu teuer, ich warte, bis die Tinnitus-Pille erfunden ist, mein Doktor sagte, nichts könne helfen, vielleicht nächste Woche." Durchschauen Sie diese Gedanken und fragen Sie sich, was wirklich dahinter steckt. Vermutlich haben Sie mehr Möglichkeiten, als Sie glauben.

Ich wünsche den Forschern wirklich nur Gutes. Es wäre sehr nützlich, genau zu wissen, welche Teile des Gehirns involviert sind. Die Arbeit, die im Limbischen System gemacht wird, ist sehr aufregend. Je mehr wir über die Maschine (unseren Körper) wissen, umso besser. Der Tinnitus taucht normalerweise auf, weil die Art, wie der Fahrer sein Fahrzeug lenkt, eher das Problem ist als das Fahrzeug selbst. Fahren Sie zu schnell oder pushen sie zu sehr, kommt das Fahrzeug ins Schleudern und macht irritierende Geräusche. Es ist unvernünftig, den Motor schalldichter zu machen, um die Geräusche abzuschwächen. Das löst das Problem nicht. Sicherlich ist es besser, dem Fahrer zu helfen, langsamer und auf eine Art zu fahren, die das Fahrzeug für die längstmögliche Zeit mit so wenig Problemen wie möglich funktionieren lässt. Die gute Nachricht ist, dass es einen gewichtigen Unterschied gibt zwischen einem Automotor und einem Körper: Wenn wir unseren Körpern Raum und volle Aufmerksamkeit geben, reparieren sie sich selbst. Körper sind dazu geschaffen, so gut wie möglich zu arbeiten und das Bestmögliche zu tun, so dass sie in maximaler Gesundheit funktionieren. Heilung erfolgt, wenn wir ruhen, gut essen, uns glücklich fühlen, mit uns im

Reinen sind, wenn wir abschalten und loslassen. Autos hingegen brauchen Mechaniker.

Auf diesem Level kennen Sie sich selbst und Ihren Körper gut und Sie wissen, wie Sie „fahren" müssen. Die Herausforderung hierbei ist, sich den grösseren Zusammenhängen zu öffnen und anderen zu helfen, über ihre Leiden hinwegzukommen. Wenn Ihr Tinnitus immer besser wird, können Sie diese Herangehensweise mit anderen teilen. Wir müssen stark sein angesichts all der Negativität und des Mangels an Verständnis rund um den Tinnitus. Wenn wir Menschen sagen hören: „Es gibt nichts, was man dagegen tun kann", müssen wir aus unseren eigenen Erfahrung heraus antworten: „Eigentlich gibt es eine Menge, was man gegen den Tinnitus tun kann. Mir geht es besser und ich weiss, wie dies vorsichgegangen ist."

Ich kann nur hoffen, dass Ärzte und Therapeuten endlich aufhören zu sagen, Tinnitus könne nicht geheilt werden. Denn dies ist sehr schädlich und hilft niemandem. Bitte lernen Sie zuerst, wie man dem Tinnitus helfen kann, bevor Sie anfangen, niederschmetternde Botschaften an sich machtlos fühlende Menschen auszusenden, mit denen sie nicht umgehen können. Das verstärkt das Leiden. Schicken Sie Menschen mit Tinnitus zu Therapeuten, die ihnen echte Anteilnahme und Unterstützung gewähren und die deren Nervensystem aus der Überforderung zurück in den idealen Ruhezustand bringen. Halten Sie es einfach. Schicken Sie Menschen mit Tinnitus zu Therapeuten, die ihnen helfen, ihr Wohlbefinden zu entdecken. Dies ist bereits ein riesiger Schritt in die richtige Richtung.

Das magische Wundermittel gegen Tinnitus ist, die Menschen aus dem Alarmzustand zurück in die neutrale Ruhe zu bringen. Das beinhaltet, dass man das parasympathische mit dem sympathischen Nervensystem zurück ins Gleichgewicht bringt. Das ist einfache Physiologie und etwas, was

Alternativtherapeuten und körperorientierte Psychotherapeuten jeden Tag tun.

> *Technik 9: Sich an der Mittellinie orientieren*
>
> *Das ist eine Technik, die den Craniosacral-Therapeuten, der Core-Process-Psychotherapie-Gemeinschaft und Leuten, die meditieren, sehr bekannt ist. Ich danke besonders Maura und Franklyn Sills vom Karuna Institut in Devon, GB, die mir aus ihrem eigenen, tiefen Bewusstseinszentrum heraus zur Klarheit verholfen haben (Ich empfehle ihre Kurse jedem, der daran interessiert ist herauszufinden, was in seinem Innern wirklich vor sich geht).*
>
> *Die Absicht ist, ein Bewusstsein für Ihre Mittellinie zu entwickeln, Ihre zentrale, vertikale Achse. Sie ist der Teil von Ihnen, der Ihren Scheitel das Rückgrat hinunter mit Ihrem Steissbein verbindet. Das Bewusstsein für Ihre Mittellinie kann Ihnen dabei helfen, sich zentriert und klar zu fühlen, und verschafft Ihnen auf eine praktische Weise ein Gefühl von Verbundenheit mit anderen, besonders wenn Sie sich in herausfordernden Situationen befinden.*
>
> *Alles, was Sie tun müssen, ist, sich aufrecht und bequem hinzusetzen mit geradem, aber nicht steifem Rücken. Fühlen Sie Ihre Sitzbeinhöcker auf dem Stuhl oder Kissen. Fühlen Sie Ihren Kopf und schauen Sie, ob er direkt über Ihrem Steissbein ist. Sitzen Sie bequem mit diesem Gefühl vom Kopf bis zum Steissbein und fühlen Sie die Wirbelsäule rauf und runter. Machen Sie sich bewusst, wie senkrecht Sie sind und wie sich die Wirbelsäule anfühlt.*

Fühlt sie sich gerade an? Fühlen Sie eine Hälfte Ihres Körpers näher zur Mitte als einen anderen? Vielleicht haben Sie das Gefühl, Ihre Mittellinie sei leicht vor Ihnen, oder dass Sie nur äusserst schwierig zu spüren ist. Nehmen Sie einfach wahr, wie es für Sie ist. Werden Sie sich bewusst, ob die Mittellinie klar, ausserhalb des Fokus, eng, breit, schwebend, stark, unklar usw. ist.

Wenn Sie dann ein Gefühl für diese Mittellinie haben, verlängern Sie sie in den Boden hinein wie ein Senkblei. Stellen Sie sich eine starke Verbindung vor, durch den Boden hindurch in die Erde hinein. Versuchen Sie es und spüren Sie, wie ein fliessender, verdichteter, magnetischer Strahl durch Sie hindurchgeht und sich mit dem Boden verbindet. Beobachten Sie, ob sich an der Basis Ihrer Wirbelsäule etwas anders anfühlt, wenn Sie dies tun.

Manchmal spüren Sie ein fliessendes Gefühl Ihre Wirbelsäule hoch und runter. Es ist viel stärker und einfacher zu spüren, wenn Sie von Menschen umgeben sind, die dasselbe tun. Eine Meditationsgruppe ist ein guter Ort, um dies auszuprobieren. Wenn jemand anderer da ist, der eine ganz klare Mittellinie hat, dann können Sie ganz natürlich in Gleichklang mit ihm kommen und es wird leichter, in sich hineinzufühlen.

Wenn Sie eine klare Mittellinie haben, dann fühlen Sie sich geerdet, verbunden mit der Erde und haben ein starkes Gefühl zentriert zu sein. Von hier aus ist es einfacher zu merken, was in Ihnen und um Sie herum vor sich geht. Wenn Sie sich ein wenig nach vorne beugen, können Sie fühlen, wie die Linie sich rückwärts durch die Erde bewegt. Wenn Sie sich nach links beugen, können Sie eine

> *Pendelbewegung energetischer Verbindung fühlen, welche nach rechts schwingt. Wenn Sie sich nach hinten beugen, bewegt sie sich unter Ihnen nach vorne. Die Mittellinie ist nur eine Verlängerung Ihrer eigenen Zentralachse und bewegt sich entsprechend.*
>
> *Versuchen Sie, Ihr Bewusstsein oberhalb Ihres Kopfes ein wenig auszuweiten und schauen Sie, ob Sie eine Verlängerung der Mittellinie spüren.*
>
> *Erspüren Sie, wo Ihr Fokus entlang der Mittellinie ist. Damit meine ich, ob es einen besonders klaren Teil dieser Zentralachse gibt, der sich intensiver, bewusster als anderswo anfühlt. Ist er hinter Ihren Augen, hinter Ihrem Herzen, an Ihrem Bauch oder vielleicht oberhalb Ihres Kopfes? Nehmen Sie wahr, wie sich dieser Fokus anfühlt. Ist er stationär oder in Bewegung?*
>
> *Sobald Sie ein Gespür für diese Mittellinie haben, wird Ihr Alltag zentrierter und bewältigbarer und Sie fühlen, wie dieses Zentrum mit Menschen und Erfahrungen um Sie herum interagiert. Es ist, wie wenn Sie als Ganzes auf Dinge reagieren, anstatt nur aus Ihrem denkenden Selbst oder einem Teil Ihres Körpers.*

Nun sind wir an Ende unserer Reise. Ich hoffe, dass ich Sie dazu inspiriert habe, einen Blick in Ihr Inneres zu werfen und herauszufinden, wie Sie wirklich fühlen. Mein Rat ist: Suchen Sie bitte die Unterstützung eines Therapeuten. Es gibt nichts Hilfreicheres, als von jemand anderem unterstützt zu werden. Wie ein kleines Baby eine liebende Mutter braucht, um heranzuwachsen und sich zu einer glücklichen und ausgeglichenen

Person zu entwickeln, brauchen wir auch als Erwachsene die Unterstützung und Zuwendung. Diese kommt nur durch die Beziehung zu anderen Menschen zustande.

Kleben Sie die Matrix irgendwohin, wo Sie sie sehen und zur Kenntnis nehmen können z.B. an den Kühlschrank oder Küchenschrank. Das hilft Ihnen dabei zu erkennen, was für Fortschritte Sie machen, und kann Sie motivieren weiterzumachen. Wenden Sie die Techniken regelmässig an und finden Sie heraus, was Ihnen am meisten hilft.

Alle Ihre Verhaltensmuster sind jetzt in Ihrem Körper vorhanden. Verbinden Sie sich damit, wie Sie sich jetzt gerade fühlen, und sie werden sich vermutlich vor Ihren Augen verändern. Ich finde dies aussergewöhnlich.

Mein Rat an Sie ist, sich so oft wie möglich mit Ihrem Körper zu verbinden. Erkunden Sie diese Techniken. Entdecken Sie Ihr inneres Körpergefühl und lernen Sie, damit zu arbeiten. Das wird Sie dem Normalzustand Ihrer maximalen Gesundheit näher bringen.

Wenn Sie den Widerstand aufgeben, wird der Tinnitus unnötig und verschwindet! Ich wünsche Ihnen beste Gesundheit und vor allem Frieden.

Um Craniosacral-Therapeuten oder Core-Process-Psychotherapeuten zu finden, besuchen Sie die Websites der entsprechenden Organisationen und Verbände. Die meisten Organisationen haben Websites und könne mittels Suchmaschine im Internet gefunden werden. Diese Websites beinhalten oft Listen mit anerkannten Therapeuten. Dieses Vorgehen garantiert normalerweise eine gewisse Qualität und das Einhalten von Standards.

Rückmeldungen sind willkommen. Bitte senden Sie diese an:

Julian Cowan Hill

Apartment 15

27 Sheldon Square

London

W2 6DW

juliancowanhill.co.uk

Oder mailen Sie an:

info@juliancowanhill.co.uk

Qellenverzeichnis

Nancy Appleton: Lick the Sugar Habit, Avery books, 1996 (nur in Englisch)

Rollin Becker: Leben in Bewegung und Stille des Lebens, Jolandos, 1. Auflage, 2007

Chaitow, Breadley & Gilbert: Multidisciplinary Approaches to Breathing Pattern Disorder, Harcourt, 2002 (nur in Englisch)

Eugene Gendlin: Focussing: Selbsthilfe bei der Lösung persönlicher Probleme, Rowohlt Verlag, 11. Auflage, 2012

Eugene Gendlin: Focusing-orientierte Psychotherapie, Klett-Colta Verlag, 3. Auflage 2014

Thich Nhat Hanh: Das Herz von Buddhas Lehre: Leiden verwandeln – die Praxis des glücklichen Lebens, Herder Verlage, 8. Auflage, 2004

Karen Kissel Wegela: Die Kunst, wirklich zu helfen: So nutzen Sie Achtsamkeit und mitfühlende Präsenz, um anderen zu helfen, sie zu unterstützen und zu ermutigen, Arbor Verlag, 1. Auflage 2013

Ken Wilber: Ganzheitlich handeln: Eine integrale Vision für Wirtschaft, Politik, Wissenschaft und Spiritualität, Arbor Verlag, 1.Auflage, 2010

Ken Wilber: Wege zum Selbst: Östliche und westliche Ansätze zu persönlichem Wachstum, Goldmann Verlag, 1. Auflage, 2008

Ken Wilber: Einfach „Das": Tagebuch eines ereignisreichen Jahrs, Fischer Verlag, 3. Auflage, 2001

www.ingramcontent.com/pod-product-compliance
Lightning Source LLC
Chambersburg PA
CBHW040314220526
45473CB00009B/2434

Mathematical Functions of the Periodic Table and the New Quantum-Periodic Mechanics

Article 1

This article and 3 more summarized in one (320 page s) titled:

THE NEW QUANTUM MATHEMATICS OF THE PERIODIC TABLE

PUBLISHED ON AMAZON NEXT TO THE NEW PERIODIC TABLE

The New Table of Chemical Elements and their Mathematics

AUTHOR OF THE NEW QUANTUM-PERIODIC:

JULIO CÉSAR PARRA PEÑA

Caracas-Venezuela

ORCID-0000-0002-0180-6220

Very important

This FIRST EXPANDED ARTICLE is completely unpublished. The year 2019 marked the 150th anniversary of the first Periodic Table by Dmitry Ivanovich Mendeleev. However, it was not known that the Periodic Table is governed by mathematical functions that allow calculating the atomic numbers and electronic configurations of the elements according to the type of orbitals s, p, d and f that is being filled with electrons. In addition, a function for the number of elements in each period of the Table. But a zero period and a new Vertical Periodic Table must now be added to the Periodic Table. The process involved will be demonstrated here.

An appendix has been included to address the new quantum relationship that determines the energy levels of the hydrogen atom and systems in general, since the Periodic Table is not unique and summarizes formulas with applications. Articles 2, 3 and 4 develop the new quantum-periodic principles further where the existence of a zero period in the Periodic Table and infinite systems and their algebra and geometry are demonstrated. The 4 articles have been summarized in one under the title: **"The New Quantum Mathematics of the Periodic Table"**

Consequently, this New Quantum Mechanics _ Periodic is very dense and extensive. Although it is new algebra and geometry, the arguments are available to any reader who has done basic calculus studies and knows the basis of quantum mechanics of the hydrogen atom.

It is under the scrutiny of the entire global scientific community and students and teachers in the area of science and engineering. However, see the general context of the book collected from the 4 articles and you will see the consequences regarding the origin of the elements and life.